U0010387

過敏生活指南

過敏的你也能清爽正常生活

Understanding Allergy

蘇菲・法魯克醫師（Dr. Sophie Farooque） 著

郭璞 譯

晨星出版

獻給我的母親與父親，我的一切皆歸功於他們。

To my mother and father, to whom I owe everything.

目 錄
CONTENTS

序

你或許是因為自己患有過敏症才拿起這本書。即使不是，你可能也認識患有過敏症的人。

在工業發達的世界中，過敏症正以驚人的速度成長。據報告，英國有44％的成年人至少患有一種過敏。[1]大部分的過敏症都是從小時候就開始，所以兒童（以及他們的家人）也不能倖免於難。簡單來說，英國人的過敏從來沒這麼嚴重過。相較以往，愈來愈多同胞一生都為發癢、喘鳴以及打噴嚏所苦。

把目光放遠一點來看，過敏是歐洲最常見的慢性病，在2025年，預計將會有一半的歐洲人是過敏患者。[2]有5000萬的美國人患有過敏，包含560萬對食物過敏的兒童。[3]在澳洲，過去二十年間，因為危及生命的過敏反應而住院的患者

1　Foods Matter (2010), *Mintel's Allergy and Allergy Remedies UK*, www.foodsmatter.com/allergy_intolerance/miscellaneous/articles/mintel_ allergy_report_2010.html

2　EAACI Advocacy Manifesto pdf, June 2015 version

3　R. S. Gupta, C. M. Warren, B. M. Smith, J. A. Blumenstock et al. (2018), 'The public health impact of parent-reported childhood food allergies in the United States', *Pediatrics*, 142 (6), e20181235, doi.org/10.1542/peds.2018–1235

成長了四倍。[4]而在全球，標榜「不含有某些成分」的食物銷售量大幅成長，腎上腺素自動注射器的處方數量更是直線上升。每幾個月，頭條上好像總會看到某些過敏性休克（anaphylaxis）的不幸案例——那是一種特別嚴重的過敏反應（參見第10章）。這些案例雖然讓大眾對過敏更加警覺，卻也導致了恐懼心理。食物過敏或許不是最主要的死因（數據上確實如此），但沒有人希望自己成為下一個悲劇頭條的主角。

為什麼 Google 醫師沒有解答

既然有這麼多人飽受過敏折磨，大家在網路上搜尋「過敏」的次數高於「偏頭痛」、「心臟病」和「乳癌」，也就不意外了。然而，就算過敏案例持續增長，要得到專業人士的協助仍非易事。

社群媒體動態上充斥著品質參差不齊的醫療建議，光是和過敏有關的臉書粉絲專頁就高達上百個。如果去 Google

---

4   P. J. Turner, D. E. Campbell, M. S. Matosue and R. L. Campbell (2020), 'Global Trends in Anaphylaxis Epidemiology and Clinical Implications' , *Journal of Allergy and Clinical Immunology: In practice*, 8(4), pp. 1169–76

搜尋「我是不是對OOO過敏」，會得到驚人的51,000則結果。而在這片「資訊海」中，令人困惑、誤導、甚至可能有害的網頁，幾乎和實用的結果一樣多。每到春夏兩季，「花粉熱」（hay fever）的搜尋熱度還會比「過敏」更高。

與此同時，許多家庭醫師與醫院裡的專科醫師卻少有接受過正式的過敏專業訓練，而且在大多數國家中，專科醫師都很少見，英國也不例外。因此在數量上，過敏症患者與他們能找到的專科醫師協助相比，可說是相當懸殊。英格蘭甚至到了2001年才有專門的過敏訓練課程，在那年，我也成為了英國第一位註冊該項嚴格的五年制專業訓練課程的醫師。從該課程畢業以及得到博士學位之後，我便進入了倫敦聖瑪莉醫院（St Mary's Hospital），領導英國最古老，也是其中之一規模最大的過敏專科。

此地的門診從1900年代作為過敏原免疫療法（allergen immunotherapy）發源地開始變得知名。在1958年時，知名醫師比爾‧法蘭克蘭（Bill Frankland）成為了這裡的領導人。比爾在這裡服務直到1977年退休，被尊稱為「過敏學祖師爺」。他是位徹底的過敏學家，為英國過敏與臨床免疫學會（BSACI）的創始成員，並在1963至1966年間擔任主席。他是第一位將花粉計數（pollen count）公諸媒體與大眾的醫師（當年使用的尺規現在還留在醫院療養院的屋頂

9

上），從而改變了上百萬名花粉熱患者的命運。我有幸在第一年的專業訓練課程中與他相遇，他成了我的朋友與導師。他充滿著好奇心，總是有問不完的問題，在生前的最後一兩年，仍以逾百歲之身參與醫學研討會。2020年，比爾懷著對人類，尤其對患者的大愛，與世長辭，享嵩壽108歲。免疫學界的一盞明燈就此熄滅。

比爾經常提點我：當這些患者來找他的時候，他們都已經在不必要的狀況下受苦了好幾年。如今數十年過去，狀況並未改善多少。患者仍然受到斯多噶學派（按：Stoicism，由原哲學意涵引伸為漠然處置自身情感，尤其是痛苦）與無能為力的宿命論影響，經年累月掙扎，才遲遲尋求專家的協助，訴說自己的症狀。無論是流鼻涕、眼睛發癢、因花粉熱而痛苦的夏天，還是不明原因的過敏反應，或者各種食物過敏，我發現很少有患者無法由專科醫師的意見受益。與以往相比，有時只需要一次的看診就能夠改變患者的生活，這讓我十分喜愛自己的過敏專科醫師工作。

或許更出乎意料的是，在我的門診中，大約有一半的病人根本就不是過敏症患者。尤其藥物過敏症的比例還更高，大約有90％的病人以為自己對某樣藥物過敏，然而其實不是。

有一個案例是一位堅信自己對局部麻醉劑過敏的女士。

由於在剛開始牙疼的時候,她沒能找到可以替她看診的牙醫,她最後全身麻醉才把那顆爛牙拔掉。當她來到藥物過敏專科作檢查時,才發現她根本就沒有對局部麻醉劑過敏。如果我們能夠早點替她診斷,她的牙齒可能還能保住。

謝天謝地,並不是所有的案例都這麼戲劇性,但我實在太常看到患者有以下這些舉動:不吃某些食物、好幾年不接受某種藥物、或是把家裡的地毯全都扔掉以減少塵蟎——結果全是誤會一場。市面上(通常是網路上)的一些過敏或耐受度檢測往往不靈光,這又讓情況變得更加複雜。患者花了大把鈔票在這些檢測上,到了我的門診就醫,才得知這些檢測都未經科學證實。而即使患者有接受適當的過敏檢測,他們也經常誤解檢測結果。皮膚點刺(Skin Prick Test)和血液檢測都是診斷過敏的必要工具,但必須搭配準確而詳盡的過敏病史,才能夠發揮其價值。

過敏並不容易診斷,症狀經常與其他的疾病相同。於是,我開始抽空安排研究,嘗試教育醫療從業人員,並逐漸受邀在國內外的醫學研討會演講。2016年,我辦了推特帳號,這是我教育在前線努力的醫療同業的目標之一。顯而易見的是,大家太容易被貼上過敏的標籤,但要撕除卻困難得多。

在COVID-19疫情期間,對COVID-19疫苗過敏的新聞

再度攻佔頭條。現在我們曉得，對疫苗過敏其實極為罕見，但即使現今，過敏學家仍在努力緩解大眾的擔憂，確保所有符合條件的人都能接種疫苗，並減少那些對接種相關的過敏毫無根據的恐懼。

為什麼了解過敏
能夠幫助你和你的家人

對我而言，寫書是自然而然的下一步：一本可以幫助病人了解一切，並且擴大對過敏認知的書。在本書的篇幅中，我將會解釋什麼是過敏，為什麼我們認為過敏案例正在增加，如何診斷與治療過敏，也會介紹一些和醫師討論過敏症時可能有幫助的「撇步」，此外還有許多迷思破解。也有一些案例探討，但所有的患者故事皆已經過同意或是匿名處理。

在我服務的醫院裡，急診部門的格言是「知識戰勝恐懼」，我相信這適用於生活中的很多情況，我希望這本書不會辜負這句箴言。我想讓患者都能夠更有信心處理過敏症，而親朋好友也將更有力量去支持他們。本書中所有的建議都基於科學實證以及專家的共識。

花粉熱、食物過敏、藥物過敏和過敏性休克各自有獨立

的章節。雖然過敏常以這種方式分成不同類別，然後同一人可能有好幾種過敏症，但這本書希望能讓讀者以「整體」的概念去看待所有的過敏疾病。本書將介紹如何嘗試預防過敏，還會特別探討濕疹與食物過敏之間的關係。本書最後有兩份詳盡的附錄，包括如何避免個別的食物過敏原以及可以向醫師詢問哪些問題，還有一份豐富的資源清單。

閱讀這本書可以依照順序，也可以隨意跳著瀏覽，全憑個人喜好。雖然本書絕不可能代替正規的醫療資源，但我希望至少能夠提供可靠的資源，讓讀者在作健康相關的決定時，有最準確的資訊得以依憑。《過敏生活指南》是過敏性疾病的權威指南，希望讀者閱讀完畢後，能夠讓生活變得更加美好。

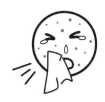

第 1 章
過敏是什麼，又為什麼重要？

　　「過敏」是一個定義廣泛的詞，包含了相當多種不同的情況。有些過敏很常見，比如花粉熱；有些則十分罕見，比如「運動誘發過敏性休克」（Exercise-induced anaphylaxis）。事實上，當你去看醫生時，過敏很可能是唯一醫生也有高機率患有同樣疾病的項目呢！

　　不過，雖然全球有數百萬的人因為過敏而苦不堪言，我們卻還是不太擅長治療過敏。以我經驗來看，主要有以下三點原因：這些為過敏困擾的人不覺得有什麼能幫得了他們；在醫療從業人員中，對過敏的專業知識仍有所不足；以及一般人不容易到專業門診接受治療。據估計，在歐盟有高達百分之九十的過敏患者沒有接受到足夠的治療，[1]或是根本沒有治療。每年，過敏症大概花掉英國國民保健制度（NHS）

1　T. Zuberbier, J. Lötvall, S. Simoens et al. (2014), 'Economic burden of inadequate management of allergic diseases in the European Union: A GA(2) LEN review', *Allergy*, 69 (10), pp.1275–9

一億英鎊的經費。[2] 但即使有這麼多人過敏,「過敏」這個詞還是常遭到誤解,因為很多情況既有可能是過敏,也有可能不是——舉例來說有鼻炎(rhinitis,鼻腔內側發炎)、濕疹(eczema)、氣喘(asthma)、甚至是爆發蕁麻疹(hives,皮膚上紅色發癢的痕跡,看起來可能像是蚊蟲叮咬)。

這種模糊的狀態間接導致一個問題,就是很多人對過敏有不必要的擔心,即使他們根本沒有過敏。而真正的過敏病人又要面對另一種無助,他們經常回報說,由於「過敏」這個詞被泛濫使用,很難讓別人把過敏認真當一回事。

在了解如何診斷以及正確治療過敏以前,我們先來了解一些基本的事情。我想讓你知道究竟過敏是什麼,身體裡又有什麼事情發生。我經常發現,當病人更加了解過敏以後,他們往往就更有信心對抗過敏,也大致上能過得更愉快一些。

2　R. Gupta, A. Sheikh, D. P. Strachan and H. R. Anderson (2004), 'Bur- den of allergic disease in the UK: Secondary analyses of national databases', *Clinical & Experimental Allergy: Journal of the British Society for Allergy and Clinical Immunology*, 34 (4), pp.520–26, doi.org/10.1111/j. 1365–2222.2004.1935.x

過敏第一課

　　當身體的防禦機制（也就是免疫系統）將某項物質視為有害，並且應對它時，就會發生過敏。醫學術語將那項物質稱為**過敏原（allergen）**。過敏原通常無害，比如花粉或食物，但免疫系統如臨大敵。免疫系統發展完備而且十分有效，能保護身體免於外來者入侵，比如病毒、細菌、寄生蟲等。然而，在過敏這件事上，免疫系統卻是鑄成大錯，反應過度。免疫系統沒有意識到花生、灰塵或是牛奶是完全無害的物質，只要忽略就行，反而將這些物質當成入侵者，並起身對抗。正是這種對抗入侵者的免疫反應會有害身體。

什麼是食物不耐症與食物敏感？

　　食物不耐症（Food intolerances）是一種比過敏更常見的情況，與免疫系統無關，問題出在消化。乳糖不耐症非常常見，患者腸道裡分解乳糖的乳糖酶（lactase）含量不足，因此喝牛奶或是吃下含有豐富乳糖的食物時，乳糖無法被消化，而導致胃部不適、腹瀉、脹氣等。乳糖不耐症患者還是可

以吃一些乳製品，只是不宜過量，這和對牛奶過敏不同（即使一滴都可能導致嚴重的反應）。食物不耐症可能令人不適，但很少導致危險。

食物敏感（Food sensitivity）則沒有明確的醫學定義，是一個寬鬆的詞彙，可以表示像是頭痛、疼痛、疲倦和「腦霧」等症狀，而我們並不真的理解它的意義。有些患者覺得許多食物會誘發症狀，並且希望可以做一項檢測，來確認自己究竟該避開哪些食物，好讓自己過得好一些。不幸的是，這並沒有任何科學實證——即使許多網路上能買到的試劑如此宣稱。

過敏爆發時

人一生中的任何時候都可能發生過敏症。食物過敏、花粉熱和過敏性氣喘較傾向在早年發生，而對毒液和藥物的過敏則更有可能隨著年齡增長而發生。這可能反映了我們接觸這些潛在過敏原的時間點。我們從孩提時代就接觸食物與花粉，而在逐漸成長後才接觸到藥物與蜂螫。

當然，事情並非總是如此井然有序。最近一項美國研究發現，有相當驚人數量的成年人報告證實罹患新的食物過

敏，尤其是對貝類與甲殼類海鮮（shellfish）。[3] 不過，在中年以後才出現新的食物過敏或是花粉熱還是不大常見。對比之下，如果在幼年得到某種過敏，有可能會再逐漸發展出其他種類的過敏。異位性皮膚炎（atopic dermatitis，即濕疹）、食物過敏、氣喘和鼻炎往往會聚集在同一個人身上。這種容易發生過敏的基因傾向稱為異位性（atopy），治療其中一種疾病時，往往也會牽動其他疾病。

所以，過敏反應時發生了什麼？想要了解得更清楚，首先要稍微一探免疫系統的迷人世界。

邊境偵察

身體一直在抵抗外來的威脅，只是我們大部分時候並沒有感覺。當你正在閱讀這個句子時，你會眨眼，這個動作讓潤滑用的眼淚散布至你的眼球表面，形成一層膜。眨眼可以物理性防止灰塵和刺激性物質進入眼睛，而眼淚不僅是潤滑劑，其中還含有天然的溶菌酶可以殺死細菌。接著是鼻子

3　R. S. Gupta et al. (2019), 'Prevalence and Severity of Food Allergies Among US Adults', *Journal of the American Medical Association Network Open*, 2 (1), e185630, 4 January 2019, doi.org/10.1001/jamanetwork- open.2018.5630

——終極的空調系統。鼻子每天會過濾、加溫並潤濕 10000 公升的空氣。鼻孔周圍的細胞會分泌黏液,能夠阻攔病原體(諸如細菌、病毒、寄生蟲等會致病的微生物)進入肺部。而一直以來,皮膚都是阻隔細菌和病毒的物理屏障。還有胃會分泌酸液,幫助消化,並且殺死食物裡的細菌。

不過,以上都與免疫系統無關。除非病原體突破第一道防線,「破壞保全」,否則免疫系統不會涉入。可以把免疫系統想像成在邊境偵察的軍隊,白血球(WBCs)就是其中的士兵。

人體大約有兩兆個白血球,能夠防止身體發生感染與疾病。他們四處巡邏,不停搜查是否有任何危險。就像軍隊裡有許多種軍團,在免疫系統的軍隊裡,白血球也分成許多不同的種類:T細胞(T-cell)、B細胞(B-cells)、樹突細胞(dendritic cells)、肥大細胞(mast cell)、嗜鹼性球(basophil)、嗜中性球(neutrophil)、巨噬細胞(macrophage),此外還有很多種,他們各自有不同的功能。

過敏反應期間會發生什麼?

讓我們以食物過敏為例。一般而言,當食物進入你的腸

道時，會被許多益菌「取樣」。這些益菌從你出生以來就已經存在，並且具有眾多重要功能，包括增強你的腸道屏障（gut barrier）、教導你的免疫系統去辨認食物是否為威脅、以及製造維他命。這些益菌重要到人類母乳中有複合醣類來餵養腸道中的一種主要益菌——雙歧桿菌（bifidobacteria）。這些醣類難以被嬰兒消化，存在於母乳中的功能便是專門餵養雙歧桿菌。

樹突細胞（dendritic cells）是一種白血球，像是免疫系統軍隊裡的哨兵，遍布你的全身。通常他們會像品酒師一樣坐在那邊，品嚐周遭的液體，如果沒有引起他們的興趣，他們就會把它吐掉；當樹突細胞受益菌指導時，他們不會對穿過你的腸道屏障的食物分子感興趣，而會通知其他白血球一切正常，這就是**免疫耐受（immune tolerance）**的情況。

當你的腸道缺乏益菌，會使免疫系統訓練不足，就有可能發生過敏，這是因為許多白血球在不應該的狀況下被活化了。這個過程的第一階段稱為**敏化（sensitization）**，代表你產生了免疫球蛋白 E（IgE）的過敏抗體。抗體會辨識入侵者，並協助中和反應。但舉例而言，花生或是花粉其實並不需要被中和。而一旦有了針對某樣物質的 IgE 抗體，有些人（但不是所有人）就會發生過敏。

就像你的大腦一樣，你的免疫系統也具有某種「記

憶」。以花生為例：一旦免疫系統製造了花生抗體，並且將花生視為威脅，這件事就會一直發生，除非你夠幸運，在成長的過程中擺脫了過敏。這就是為什麼一旦你有過敏症，那麼每次接觸到過敏原時，都會引發稱為**過敏反應**的反應。雖然你的症狀可能每次不同（如你某年的花粉熱可能比其他年嚴重），但只要每次你接觸到足夠的過敏原，都會出現這些症狀。

細菌統治著世界

所以，食物過敏不只是因為你的 DNA 或運氣不好，你腸道內的細菌也非常重要，並且還有著複雜的免疫過程在作用。這些機制不僅限於食物過敏。2021 年的一項研究發現，與非過敏性個體相比，患有花粉熱和過敏性鼻炎的成年人，腸道的細菌多樣性較低，主要的細菌群也不同。[4] 過敏學家還懷疑，過敏反應是否消失，可能與腸道中細菌的平衡有關，但尚無法確定。

---

4 A. M. Wattseta (2021), 'The Gut Microbiome of Adults with Allergic Rhinitis is Characterised by Reduced Diversity and an Altered Abundance of Key Microbial Taxa Compared to Controls', *International Archives of Allergy and Immunology*, 182 (2), pp.94–105

1. 當你吃下花生時，樹突細胞並沒有吐出花生分子，而是將它們「吞下」，並且活化。樹突細胞接著移動到淋巴結，那邊有許多T細胞出沒。接著就是樹突細胞等待已久的時刻。

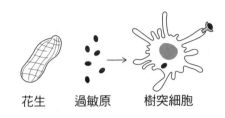

花生　　過敏原　　樹突細胞

2. 一旦進入淋巴結，樹突細胞會「口沫橫飛」對這些數以千計的「初始」T細胞講解花生這項物質。這些T細胞從未被活化過，而樹突細胞在一個小時內就可以見到上百個T細胞。一旦樹突細胞找到某個「初始」T細胞可以專門被花生所活化，並且兩個細胞都「同意」花生是個危險份子，這個專門針對花生的T細胞就會轉化為TH2輔助細胞（T-helper-2 cell）。

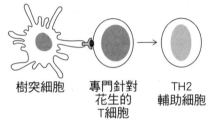

樹突細胞　　專門針對　　TH2
　　　　　　花生的　　輔助細胞
　　　　　　T細胞

3. TH2輔助細胞釋放出稱為介白素（interleukins）的化學物質，通知免疫系統工廠的工人（B細胞）應製造武器來對付不速之客了。這些武器稱為抗體。

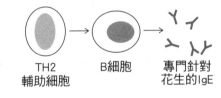

TH2　　　　B細胞　　專門針對
輔助細胞　　　　　　　花生的IgE

4. 這些由 B 細胞製造的、專門針對花生的 IgE 會黏在肥大細胞上。現在你對花生產生了敏化，並且有了對花生過敏的風險。

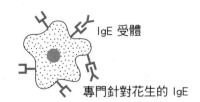

IgE 受體

專門針對花生的 IgE

專門針對花生的 IgE 結合到肥大細胞上，完成武裝，隨時準備反應

5. 發生過敏反應時，你吃下了花生。

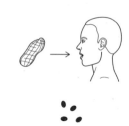

6. 花生過敏原被吸收了。

7. 過敏原結合到肥大細胞，上面黏滿了針對花生的 IgE。肥大細胞這一輩子就是為了爆炸而生。這時，花生過敏原就像鎖與鑰匙那樣「嘟嘟好」，可以活化肥大細胞。肥大細胞就這樣「爆炸」，釋放出組織胺（histamine）與其他一起打包好的發炎物質。

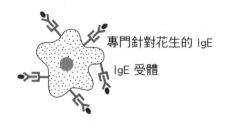

專門針對花生的 IgE

IgE 受體

8. 然後，那些我們熟知的過敏症狀，比如瘙癢、打噴嚏、鼻塞、喘鳴（wheezing）和低血壓就會開始發作。肥大細胞會釋放一種特定的酶到血液中，稱為類胰蛋白酶（tryptase），通常會測量這種酶的含量以確診嚴重過敏反應。

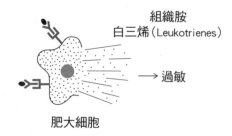

組織胺
白三烯（Leukotrienes）

→ 過敏

肥大細胞

從敏化到花生過敏

過敏與敏化

　　我們現在知道，沒有敏化，就沒有過敏。然而，有些人雖然產生了針對過敏原的IgE，卻沒有於再度接觸到過敏原的時候出現症狀。舉例來說，有些人擁有針對貓的IgE，靠近貓的時候卻不會有反應；也有些人擁有針對牧草花粉的IgE，卻沒有花粉熱。而有些人長大後就不再過敏，身體卻還保有那些特定的IgE。舉例來說，有人在很小的年紀對蛋類過敏，但一到上小學的時候就可以自在地攝取蛋類，儘管他們對蛋類的過敏檢測仍是陽性。所以為什麼如此？說實話，我們也不知道為什麼有些人只停在敏化階段，而有些人會繼續變成過敏，也不知道為什麼有些人可能只會在小時候過敏，長大後卻不再如此。

　　上述**非常**重要的言外之意是，如果你的過敏檢測是陽性，不必然代表你就患有過敏症。這只代表你的身體曾遇到某種過敏原，並且對它產生了特定的IgE。這就是為什麼，若要準確地診斷過敏，既需要檢測，也需要諮詢真正了解過敏檢測涵義的醫師。詳細的過敏病史是過敏檢測結果與診斷過敏之間的橋梁，利用過敏檢測來「篩檢」過敏並不是原先設計的目的，且應避免如此使用。（參見第6章「我可以被「篩檢」出有食物過敏嗎？」一節）

肥大細胞：麻煩製造者

　　肥大細胞在骨髓中被製造，然後會在人體組織裡存活幾個月。通常他們的角色是保護者，對抗病原體，並調節免疫反應。但就像前面提過的，他們也可能被過敏所活化，而導致各種禍害。除了釋放組織胺與其他的發炎物質，一旦活化之後，他們也可以合成其他的分子來通知其他白血球參與這場戰役。過多或是過度活化的肥大細胞可能會導致一些疾病，比如肥大細胞增生症（mastocytosis）和肥大細胞活化症候群（mast cell activation syndrome），不過這些都是罕見疾病，並且不在本書的討論範圍內。

所有的過敏反應都是 IgE 造成的嗎？

　　不是，過敏反應可以由IgE調控，也可以不是。絕大部分過敏反應是IgE抗體調控的，這類反應通常非常迅速，而且將是本書的討論重點。

　　一些較少見的反應並非由IgE調控，而是由免疫細統裡的細胞反應所導致。遲發性牛奶蛋白過敏（CMPA）就屬於此類。許多藥物過敏也非IgE調控，比如阿斯匹林、普拿疼〔按：學名為「乙醯胺酚」（acetaminophen）或「對乙醯氨

基酚」（paracetamol）〕和一些其他的抗生素（參見第11章）。我們懷疑幾乎所有對COVID-19疫苗的過敏也屬於此類（參見第5章）。對染髮劑或對鎳等的接觸性過敏也並非IgE調控，而是因為T細胞的行為不正常。

　　這件事情的重要性在於，如果沒有針對某樣物質的IgE，皮膚點刺過敏檢測和常見的過敏血液檢測就毫無用武之地。舉例來說，唯一可以確定或是排除非IgE調控藥物過敏的方式，就是請病人再嘗試一次那種藥物，這種方式稱為藥物挑戰（drug challenge）。我經常在門診中，在過敏專科醫師謹慎的監督下，再度給予病人藥物。至於對非IgE調控的食物過敏（參見第8章），則有其他的方法，但同樣，皮膚點刺通常幫不上忙。而接觸性過敏則會使用貼片檢測（patch-testing）。貼片檢測的作法是用一種特殊的膠帶，將微量的接觸性過敏原黏在背部的皮膚上，等到48小時後撕除，再檢視皮膚是否有任何反應。接觸性過敏與過敏症沒有關係。有上千種物質可能引起反應，最常見的是橡膠化學品、防腐劑、金屬、香水、化妝品和植物。貼片檢測本身就是一門專業，在英國，這類門診由皮膚科醫師開辦。這是個很迷人的領域，但再進一步討論就會超出本書的範圍了。

　　現在，對這些原理有基本的了解後，就可以繼續旅程，深入探究耐人尋味的過敏性疾病世界。

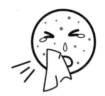

第 2 章
過敏大流行

　　我還在上學時，班上有個叫菲力普的男孩，他以兩件事情聞名：花粉熱，還有身為我們之中唯一擁有Sony CD隨身聽（Discman）的人。他的名聲有季節性：夏天時是花粉熱，其他時候是隨身聽。菲力普跑得滿快的，但每到夏天，就有人開玩笑說他流鼻涕的速度比他本人跑步還快。當我離開學校時，菲力普不再那麼獨特了。我們之中愈來愈多人擁有隨身聽，或是也患上花粉熱，甚至在低幾個年級裡，有人加入食物過敏的俱樂部。

　　那時我尚全然不知，我見證同班同學之間逐漸攀升的過敏症，正是過敏症直線上升的其中一部分。在過去三、四十年間，過敏在各地都成為了主要的公衛問題，包括英國、歐洲、北美和紐澳（Australasia）。一開始有愈來愈多人為鼻炎和氣喘所苦，接著第二波是邊增的食物過敏。

　　除此之外，南非的過敏盛行率是發展中國家裡最高的，並且逐漸追上美國、紐西蘭、澳洲和歐洲的步伐。報告亦指出，過敏性鼻炎和氣喘在印度次大陸逐漸盛行。

　　進一步說明：過敏性鼻炎在九世紀即在伊斯蘭文獻中出現，在歐洲文獻則是十六世紀。然而，花粉熱首次詳細記載是十九世紀的事（參見第3章），而且當時被視為一種極為少見的疾病。[1]然而，病患逐漸增加：直到現今，我們幾乎全都認識幾個會在花粉季節時會發癢、打噴嚏和喘鳴的人。

　　而在1990年代以前，花生過敏罕見到幾乎沒留下什麼記載，但從那之後，已有超過3,000篇討論此議題的科學論文出版。現在食物過敏如此常見，乃至在各地的學校裡，班上大多都會有一兩個過敏兒。在英國，從1998年至2008年間，每年因食物過敏反應而住院的人數以5.7%逐年上升。

從數據來看：現代全球過敏流行

　　所以，我們現在過得怎樣？來看一下數據。

- 英國的過敏發行率為全球最高之一。[2]
- 歐洲過敏及臨床免疫學會預估在2025年時，全

1　J. Bostock (1819), ‘Case of a Periodical Affection of the Eyes and Chest’, *Medico-Chirurgical Transactions*, 10 (1), pp.161–5

2　B. I. Nwaru, L. Hickstein, S. S. Panesar et al. (2014), ‘Prevalence of common food allergies in Europe: A systematic review and meta-analysis’, *Allergy*, 69 (8), pp.992–1007

歐洲會有超過一半的人至少患有一種過敏。[3]

- 每年有超過五千萬的美國人苦於過敏，年花費超過180億美元。[4]

- 在小於一歲的澳洲幼童中，10％被證實患有食物過敏。[5]

- 歐洲的青少年與年輕人，每七人就有一人患有氣喘。

- 年齡十三至十四歲的印度人，每四人就有一人患有過敏性鼻炎。[6]

- 中國某些地區患有花粉熱的人口比例高達30％。[7]

- 從1998至2008年，英國的腎上腺素自動注射器

3　EAACI Advocacy Manifesto pdf, June 2015 version
4　American College of Allergy, Asthma and Immunology (2018), 'Allergy Facts', acaai.org/news/facts-statistics/allergies
5　N. J. Osborne et al. (2011), 'Prevalence of challenge-proven IgE-mediated food allergy using population-based sampling and pre- determined challenge criteria in infants', *Journal of Allergy and Clinical Immunology*, 127, pp.668–76
6　S. Singh, B. B. Sharma, S. Salvi et al. (2018), 'Allergic rhinitis, rhinoconjunctivitis, and eczema: Prevalence and associated factors in children', *Clinical Respiratory Journal*, 12 (2), pp.547–56
7　X.-Y. Wang et al. (2018), 'Prevalence of pollen-induced allergic rhinitis with high pollen exposure in grasslands of northern China', *Allergy*, 73 (6), pp.1232–43

處方數量成長336%。[8]

目前的數據仍側重於英語圈和歐洲，其他國家的情況則較為不明，例如巴西、印度、某些非洲地區等，這些地區的檢測與研究資金皆取得不易，特別是在食物過敏方面。

雖然過敏學家仍在爭論過敏日趨嚴重的程度，但沒有人可以否認，全球的過敏症患者數量確實增加了。2003年，一份英國皇家內科醫師學會（Royal College of Physicians）的報告形容，過敏症在英國增長的速度宛如流行病，並呼籲增設更多過敏專科門診。

本章將關注最新的證據，並且思考過敏流行的背後原因。這是個演變快速的領域，身為過敏學家，我們才不過略知皮毛。假如本書在十年後改版，本章或許會是改變最多的一章。

以下分成幾個層面探討。

8　A. B. Conrado et al. (2021), 'Food anaphylaxis in the United Kingdom: Analysis of national data, 1998–2018', *British Medical Journal* (Clinical research edn), 372 (251), doi.org/10.1136/bmj.n251

第一個層面：過敏症的基因風險

我們知道基因會影響患上過敏症的可能性，但環境也參與其中。舉例而言，相較於在新加坡的對照組，在澳洲出生的東南亞裔兒童儘管擁有相似的基因，患上食物過敏的機率卻高出1400％。[9]另一項研究則發現，同樣居住在英國第二大城伯明罕，印度、巴基斯坦和孟加拉裔的兒童比起英國白人兒童有更高的機率罹患嚴重的過敏性休克。[10]在加拿大出生的兒童之中，東亞與東南亞裔家庭裡的孩子比起其他族裔有最高的比例患有食物過敏。[11]這三項以及許多其他的研究都指出一個重點，就是基因與環境之間的互動〔稱為表觀遺傳學（epigenetics）〕。概括而言，若雙親之一有過敏症，子女得到過敏的機率是30～50％。而若雙親皆有過敏症，機率便上升至60～80％。

9　H. A. Suaini et al. (2021), 'Children of Asian ethnicity in Australia have higher risk of food allergy and early-onset eczema than those in Singapore', *Allergy*, doi.org/10.1111/all.14823

10　R. J. Buka et al. (2015), 'Anaphylaxis and ethnicity: Higher incidence in British South Asians', *Allergy*, 70 (12), pp.1580–87

11　A. E. Clarke et al. (2021), 'Demographic characteristics associated with food allergy in a Nationwide Canadian Study', *Allergy, Asthma, and Clinical Immunology: Official Journal of The Canadian Society of Allergy and Clinical Immunology*, 17 (1), doi.org/10.1186/s13223–021–00572-z

第二個層面：隱形的器官：微生物體

我們在子宮內發育時，被緊緊裹在無菌的羊水之中。我們第一次接觸到細菌時，正是在出生時通過產道，我們在那裡從母親身上得到了專屬的初始細菌組合包，並開始發展我們自己的微生物群（microbiota）。

微生物群指的是我們身體內外所有微生物的總稱，而且他們在數量上比我們還多。平均一個70公斤重的成年男子組成包含三十萬億個人體細胞，以及四十萬億個極其重要的細菌、真菌和病毒所形成的群落。微生物體（microbiome）這個術語通常與微生物群交互使用，但嚴格來說，是指所有住在我們身體裡的那些微生物的基因組成。

試著把微生物群想成身體的隱形器官，大約重1.36公斤，並可以從各方面協助我們，包括幫助消化食物、對抗有害的細菌、調節免疫細統、製造維他命 B_{12} 和維他命 K。腸道體的微生物體在嬰幼兒時間變化迅速，而在約三歲時穩定。然而，它並非穩定不變，而是在一生中都會隨著飲食、壓力程度和藥物改變。〔由權威腸胃學家麗莎‧達斯所著的《駕馭大腸激躁症：腸躁症的你也能好好吃飯生活》裡提到許多與微生物體相關的有趣細節，也是 Penguin Life Expert 系列中的另一本書。（按：中文版為晨星出版，屬於「專科

一本通」書系）〕

微生物體如何連結至過敏？

我們強烈懷疑，從小就暴露在多種細菌產物之下，可以使免疫系統發展得更平靜，也表現得更規矩。把腸道想像成精修學校（finishing school），裡面充滿身為教師的細菌，教導免疫系統如何約束自己的舉止，目標是教導免疫系統辨認異己，以及為對抗感染作準備。但如果這之間的互動出了差錯（或許是因為細菌的種類失衡），就似乎更容易罹患過敏。

一項2020年在南非的研究探討了兒童在城市與鄉村環境中的過敏風險因素。研究發現，在鄉村的幼兒與孕婦會接觸到畜牧動物，這能保護鄉村的兒童免於過敏。相較之下，城市的兒童與剖腹產的兒童有更高機率得到食物過敏。不過，對這些兒童來說，飲用發酵乳可降低氣喘與濕疹的風險。[12]在英國，家裡有寵物狗的嬰兒更不容易得到食物過

12 M. E. Levin et al. (2020), 'Environmental factors associated with allergy in urban and rural children from the South African Food Allergy (SAFFA) cohort', *Journal of Allergy and Clinical Immunology*, 145 (1), pp. 415–26

敏。[13] 一項 2014 年的國際研究可佐證前述的研究結果，這項研究納入 500,000 位兒童，表明在人數愈多的家庭裡、年紀愈小的孩子，罹患花粉熱和濕疹的機率愈低。這種「手足效應」源於弟妹更容易接觸到病菌，使他們的微生物群更多元而健康。[14]

腸道中是否能積聚防止過敏的細菌，有多種因素影響：

- **抗生素：** 為數眾多的研究指出接觸抗生素與兒童過敏之間的關聯。一項納入超過 1,000 位兒童的日本研究發現，在兩歲以前使用抗生素，會增加在五歲時得到氣喘、濕疹和過敏性鼻炎的可能性。[15] 澳洲研究者查看了超過 30,000 位兒童的病歷，並發現使用三種以上抗生素的處方與食物過敏和鼻炎有關，特別是在較年

13　T. Marrs et al. (2019), 'Dog ownership at three months of age is associated with protection against food allergy', *Allergy*, 74 (11), pp.2212–19

14　P. J. Turner et al. (2020), 'Global Trends in Anaphylaxis Epidemiology and Clinical Implications', *Journal of Allergy and Clinical Immunology: In Practice*, 8 (4), pp.1169–76

15　K. Yamamoto-Hanada et al. (2017), 'Influence of antibiotic use in early childhood on asthma and allergic diseases at age 5', *Annals of Allergy, Asthma &Immunology: Official publication of the American College of Allergy, Asthma, & Immunology*, 119 (1), pp.54–8

幼的兒童身上。[16]在一項包含1,080位兒童的歐洲研究中,若懷孕時使用抗生素,則幼兒得到濕疹的機率增加了1.6倍,食物過敏則是3倍。[17]

- **剖腹產**:剖腹產與自然產的嬰兒會接觸到不同的細菌,從而發展出不一樣的微生物群。有許多(但不是全部)研究指出,剖腹產與過敏性疾病有關,而且兒童可能更容易發展出氣喘類的症狀。[18]輔助生產和真空分娩也與過敏傾向有關,[19]而且,同樣,這被認為可能是由於微生物體的組成變化。

- **奶嘴**:這可能是最清楚指出失衡的微生物體可能增加過敏發生機率的看法之一。這個看法來自一篇發表於

16　A. G. Hirsch, J. Pollak, T. A. Glass et al. (2017), 'Early-life antibiotic use and subsequent diagnosis of food allergy and allergic diseases', *Clinical & Experimental Allergy*, 47 (2), pp.236–44

17　S. Metzler, R. Frei, E. Schmaußer-Hechfellner et al. (2019), 'Association between antibiotic treatment during pregnancy and infancy and the development of allergic diseases', *Pediatric Allergy and Immunology*, 30 (4), pp.423–33

18　B. Darabi et al. (2019), 'The association between caesarean section and childhood asthma: An updated systematic review and meta-analysis', *Allergy, Asthma & Clinical Immunology: Official Journal of the Canadian Society of Allergy and Clinical Immunology*, 15 (62), doi.org/10.1186/s13223–019– 0367–9

19　J. Gerlich et al. (2018), 'Pregnancy and perinatal conditions and atopic disease prevalence in childhood and adulthood', *Allergy*, 73 (5), pp.1064– 74, doi. org/10.1111/all.13372

2021年的研究，有將近900位澳洲幼兒參與。研究人員發現，如果在嬰兒六個月大以前，奶嘴用消毒劑反覆清潔過，嬰兒得到食物過敏的風險便會增加。而如果不使用消毒劑，此風險便不會增加。據推斷，這項增加的風險應該是源於消毒劑中的化學物質打亂了嬰兒口腔與腸道的微生物體。[20]

第三個層面：雙過敏原暴露假說

某個週末，當我正在實驗室裡作研究，為博士學位而努力時，巧遇了一位醫學訓練生同儕，她的專長是兒童過敏，名叫海倫‧布勞（Helen Brough）。她現在是一位卓越的兒科過敏專科醫師，那時她也在攻讀博士學位。彷彿是要證明研究的本質是如何索然而不起眼，她花時間用吸塵器吸過客廳的地板和小孩的床墊，並分析蒐集到的灰塵中是否含有花生的蛋白質。我們接著聊了很久，從而得到了兩個結果：第一是一段美好的友誼，第二則是我首次聽說了雙過敏原暴露

20　V. X. Soriano et al. (2021), 'Infant pacifier sanitization and risk of challenge-proven food allergy: A cohort study', *Journal of Allergy and Clinical Immunology*, 147 (5), pp.1823–9

假說（the dual-allergen exposure hypothesis）。

　　海倫解釋，她正在研究花生過敏原有多容易在吃飯後散布在房子裡，又是否容易被移除。她發現，如果在家裡吃花生醬三明治，不可思議的是，接下來好幾天，花生過敏原就會在房子裡隨處可見。在攝取花生甚至三個小時以後，都還能在手上和唾液中偵測到花生過敏原，這使得花生有好幾個小時可以散布。小孩的床上有花生塵，即使用60℃的熱水洗過，也只能減少，而無法清除這些花生蛋白質的含量。所以，即使許多幼兒沒有直接吃花生，他們還是可能在家裡的環境中接觸到花生。[21]

　　她接著評論，愈來愈多證據顯示，在小時候透過皮膚接觸食物過敏原，可能會使兒童更容易罹患食物過敏——字面意義上「膚淺」的過敏反應。然而，如果這些同樣的過敏性食物在小時候是以飲食的方式接觸，反而會起保護作用。這在一項2003年的研究裡特別強調，此研究將含有花生油的乳液塗抹在六個月以下的幼兒身上，而發現其中有驚人的

21　H. A. Brough et al. (2013), 'Peanut protein in household dust is related to household peanut consumption and is biologically active', *Journal of Allergy and Clinical Immunology*, 132 (3), pp.630–38

91％幼兒都被證實罹患花生過敏。[22]研究人員相信，這就是為什麼患有濕疹的幼兒特別容易出現食物過敏。而且這不僅只適用於食物──幼年時期患有濕疹也與得到氣喘和花粉熱有關，風險為無濕疹兒童的兩倍。

第四個層面：維他命 D

與這個領域裡的許多方面一樣，維他命 D（有時被稱為「陽光維他命」）被懷疑（但並未證實）可能對調節腸道裡的微生物群很重要。因此，我們有更高的比例過敏，可能是因為待在室內的時間愈來愈久及防曬行為。這裡的證據並不像其他方面一樣有力，但還是有一些證據認為缺乏維他命 D 與異位性、氣喘與食物過敏的風險增加有關。只是，補充維他命 D 是否可以減少或甚至扭轉過敏，這還言之過早。

現在可以清楚知道，並沒有單一的原因致使過敏上升，外界的環境與內在的身體因素都在助長過敏流行。微生物體尤其重要。他們身負著教育與訓練免疫系統的重要任務。這

22　G. Lack et al. (2003), 'Factors associated with the development of pea- nut allergy in childhood', *The New England Journal of Medicine*, 348 (11), pp.977–85

表示，我們需要正確的微生物，在正確的時間點，並且在正確的地點。只要一有不平衡，就可能會增加發生過敏的風險。我們還有很事情不了解，拼圖上還缺少很多塊，但我們目前對過敏增加的原因至少了解夠多，足以使我們能採取一些簡單的步驟，來嘗試預防過敏性疾病（參見第14章）。

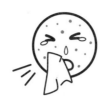

第 3 章
流鼻涕與眼睛發癢：
了解花粉熱與鼻炎

　　當我才剛開始在過敏領域受訓時，便很榮幸有機會參與一場國家級的三日研討會。那是個盛大的場合，英國過敏學界的菁英都聚集在那裡，我很想要讓人留下好印象。但在開幕式時，我就開始覺得鼻子發癢，並且流鼻涕，儘管我試著忍住，卻一連串打了好幾個噴嚏，聲音迴盪在演講廳裡，約莫半數的與會者東張西望，想知道聲音是從哪傳出來的。講者開玩笑說：「看來有些人沒辦法把過敏留在家裡。」

　　我趁著中場休息時溜出去買了些面紙，說服自己這些症狀一定只是心理作用導致的。我是說，誰不會在過敏研討會上覺得鼻子發癢啊？但是症狀在我回家後依然持續，我逐漸意識到，也許我有生以來第一次真的過敏了。

　　那時是初夏，因此我的第一個念頭就是花粉熱。當我回去上班時，我幫自己作了牧草花粉的皮膚檢測，但是是陰性的，這讓我很困惑。兩天後我又再做了一次，還是陰性。某天下班後的傍晚，我決定幫自己測試另一種類似症狀的常見

原因——塵蟎。才不到十分鐘，我就覺得手臂發癢，低頭一
看，在皮膚檢測的地方，有一個好大、好腫的膨疹
（wheal）。我跟英國26％的成年人一樣，罹患了過敏性鼻
炎。[1]

　　過敏性鼻炎是民眾最常求醫的疾病之一。盛行率從西班
牙奧維耶多的11.8％到澳洲墨爾本的46％都有。[2]患有過敏
性鼻炎的人也常有氣喘，兩者其一是否控制得當都會影響另
一者。在本章中，將會檢視過敏性鼻炎的原因，剖析其呈現
的症狀，追根究柢了解噴嚏、流鼻涕和流淚這些廣為人知且
討人厭的毛病，接著再去陳述身為罪魁禍首的過敏原（花
粉、貓、塵蟎）。如果你覺得花粉會激發你的症狀，可以參
考第3章的花粉曆。（按：歐美花粉症患者較多，而台灣則
對塵蟎過敏者佔大多數。）

1　V.Bauchau and S.R.Durham(2004), 'Prevalenceandrateofdiagnosisof allergic
　　rhinitis in Europe', *European Respiratory Journal*, 24 (5), pp.758–64
2　P. J. Bousquet, B. Leynaert, F. Neukirch et al. (2008), 'Geographical distribution
　　of atopic rhinitis in the European Community Respiratory Health Survey I, *Allergy*,
　　63 (10), pp.1301–9

什麼是過敏性鼻炎，以及為什麼「花粉熱」這個詞容易誤導

在希臘文中，「*rhin*」意指「鼻子」。而「*itis*」意指「發炎」，所以英文的「rhinitis」（鼻炎）便是指鼻子發炎。

最常導致鼻炎的原因是感染，通常是感冒。而如果不是感染，鼻炎又可再分為過敏性與非過敏性。這些區別對於弄清楚如何控制症狀極為重要。如果是過敏，那麼避開過敏原可能會有所幫助；但如果不是，那就沒什麼差別了。

非過敏性鼻炎將在後續篇章中提到（見本章〈鼻涕倒流、非過敏性鼻炎以及單側鼻症狀〉相關內文），但現在先專注在過敏性鼻炎上──也就是由過敏原（如花粉或動物）所導致的鼻子內部發炎。

過敏性鼻炎通常可以分成季節性和全年性（症狀持續整年）。季節性過敏性鼻炎常被稱為花粉熱──一個起源於十九世紀英格蘭的誤稱（按：花粉熱原文為「hay fever」，直譯為乾草熱，故有後文）。這是一個古早的「假新聞」案例，認為新鮮乾草的氣味會引發症狀。這個謬論迅速蔓延到整個大陸，直到今日，季節性過敏性鼻炎仍然在歐洲各地被稱為花粉熱。挪威人使用「感冒」來代替「熱」，稍微讓這個詞略微準確了一點點，所以如果你是挪威人，你得了「花

粉感冒」（hay cold）。無論如何，乾草並不會導致這些季節性症狀，而症狀也沒有發熱。

這種以季節性或全年性來分類的方式，在像英國這種有明確花粉季的國家挺管用，但是在季節較不分明的國家就不是這樣了。所以，另一種廣為接受的分類法是間歇性或持續性：[3]

- **間歇性**：症狀在一週內發生少於四天，並且持續少於連續四週。
- **持續性**：症狀在一週內發生多於四天，並且持續多於連續四週。

在患者同時對季節性和全年性的過敏原都會過敏時，這種分類法特別實用。

過敏性鼻炎的主要症狀

- 鼻子、眼睛、喉嚨或內耳發癢
- 打噴嚏

3　J. Bousquet, N. Khaltaev, A. A. Cruz et al. (2008), 'Allergic Rhinitis and its Impact on Asthma (ARIA) 2008 update (in collaboration with the World Health Organization, GA(2)LEN and AllerGen)', *Allergy*, 63 (86), pp.8–160

- 流鼻涕
- 鼻塞

　　鼻子在發炎時特別容易受刺激，所以你可能會覺得一些較重的氣味會誘發症狀，比如菸味、香水和交通工具廢氣等。

鼻涕倒流、非過敏性鼻炎以及單側鼻症狀

　　鼻涕倒流（post-nasal drip）是一種棘手的症狀，所以在治療之前，該先了解它的成因。鼻子和喉嚨的腺體不停在製造黏液，每天約會有數公升（估計值不一），這些黏液可以清潔鼻腔內壁，捕捉及過濾吸入的物質，並潤濕空氣。我們通常會在不知不覺的情況下吞下這些黏液，但如果黏液量增加或變得比平時更黏稠，就會注意到它從喉嚨後部滴落。鼻涕倒流的患者可能會覺得必須經常清嗓子。常見的成因包括胃酸逆流、細菌感染性鼻竇炎、血管運動性鼻炎（vasomotor rhinitis，鼻子過於敏感）。治療方法有許多種，包括鼻竇沖洗、使鼻腔分泌物乾燥的噴劑、或是治療如胃酸逆流和細菌感染等成因。鼻涕倒流幾乎從來不是過敏性鼻炎的主要症狀，但在非過敏性鼻炎中很常見。

非過敏性鼻炎的患者也可能會打噴嚏、鼻塞、流鼻涕，但與過敏不同的是，免疫系統並沒有參與其中。非過敏性鼻炎的常見原因包括：

1. 血管運動性鼻炎：鼻子很容易受到外在刺激，比如菸、煙霧、氣溫變化等。
2. 嗜酸性白血球鼻炎（Eosinophilic rhinitis）：嗜酸性白血球是白血球的一種，可強化發炎反應。
3. 過度使用抗鼻塞劑。
4. 荷爾蒙變化，例如懷孕。

有時過敏性及非過敏性鼻炎很難區別，這正是為什麼過敏測試可能幫得上忙。不過，一項有用的線索是，在非過敏性鼻炎中，通常不會有眼睛、鼻子、喉嚨發癢的情況，因為並沒有組織胺釋出。

注意：如果你的症狀只在鼻子單側，可能就不是過敏。喪失嗅覺、濃稠的綠色鼻涕或結痂、以及沒有任何其他過敏性鼻炎症狀的鼻塞，也不太可能是由過敏引起的。這時應該諮詢醫療專業人員，他們可能會將你轉介給耳鼻喉專家，以排除其他疾病，例如慢性鼻竇炎和鼻息肉。

計算鼻炎的花費

儘管過敏性鼻炎是世界上最常見的免疫疾病，但我在醫學院並沒有學過。也許如果改名為「昂貴的鼻炎」，就會被列進課程表了。

- 鼻炎十分昂貴：據說光是花粉熱就讓全球請了超過四百萬天的病假，並使英國經濟每年損失三億英鎊的生產力。
- 鼻炎同時影響心理健康和生活品質：一項研究表明，患有過敏性和非過敏性鼻炎的成年人罹患憂鬱症的可能性高出40%。[4]
- 鼻炎控制不佳可能會導致危險：7%的過敏性鼻炎患者報告說，由於症狀不受控制，而發生或差點發生車禍，僅在歐盟就發生了大約七百萬起事故。[5]
- 據估計，全球的過敏性鼻炎花費為248億美元，

4　C. R. Roxbury, M. Qiu, J. Shargorodsky et al. (2019), 'Association Between Rhinitis and Depression in United States Adults', *Journal of Allergy and Clinical Immunology: In Practice*, 7 (6), pp.2013–20

5　M. K. Church and T. Zuberbier (2019), 'Untreated allergic rhinitis is a major risk factor contributing to motorcar accidents', *Allergy*, 74 (7), pp. 1395–7

氣喘則超過900億美元。[6]

季節性過敏性鼻炎的成因是什麼？

樹和草的花粉要為季節性過敏性鼻炎負最大的責任。黴菌，如錬格孢菌（*Alternari*）和枝孢菌（*Cladosporium*）也可能引發症狀，但這種過敏較為罕見。（按：台灣氣候溫暖潮濕，黴菌過敏較英國常見。）

花粉的英文「pollen」源自希臘文，指的是「精細的粉」。花粉就是能使植物受精的粉末。花依靠昆蟲傳播花粉，因為它們的花粉太黏太重，而無法通過空氣傳播，而樹和草則依靠風力傳播將花粉到別株同伴上。依靠風力授粉的植物會釋放輕盈、粉狀的花粉，以透過風力長距離傳播。通常釋放的花粉非常大量：據估計，一株美國豬草屬植物可產生多達十億粒花粉。

當吸入這些較輕的空氣傳播花粉時，就會引發過敏症狀。

6　D. H. Mudarri (2016),　'Valuing the Economic Costs of Allergic Rhinitis, Acute Bronchitis, and Asthma from Exposure to Indoor Dampness and Mold in the US'，*Journal of Environmental and Public Health*, 2386596, doi. org/10.1155/2016/2386596

我應該注意哪些植物？什麼時候注意？

在歐洲，較早開花的樹會在冬春兩季授粉，並在一月至四月引起過敏性鼻炎。榛樹花粉（*Corylus avellana*）、梧桐樹花粉（*Platanus acerifolia*）和白樺樹花粉（*Betula verrucosa*）是常見的罪魁禍首，而在世界上較溫暖的地區，如地中海和南非，還會混雜橄欖（*Olea europea*）和柏樹（*Cupressaceae* sp.）的花粉。隨著樹木停止授粉，牧草的季節就開始了。在大多數歐洲國家，提摩西草（*Phleum pratense*）在五月和六月授粉，而到七月中旬濃度下降。從夏末到初秋，野草花粉佔據主導地位，艾蒿（*Artemesia vulgaris*）通常是引起症狀的原因。印度也有類似的花粉熱時程，但牧草的花粉季節較晚，通常在九月至十二月之間。[7]

在美國和加拿大，豬草（*Ambrosia artemisiifolia*）毀掉了無數人的夏天，並且會持續到秋天開始結霜時。在南半球，過敏性鼻炎發生在九月到十二月底，其中黑麥草（*Lolium*

7　A. Shah, R. Pawankar (2009), 'Allergic rhinitis and comorbid asthma: Perspective from India ARIA Asia-Pacific Workshop report', *Asian Pacific Journal of Allergy and Immunology*, 27 (1), pp.71–7 perenne）和百慕大草（*Cynodon dactylon*）位居榜首。在地中海和澳洲的部分地區，牆草（*Parietaria officinalis*）或惡名昭彰的「氣喘草」（*Parietaria judaica*）也會引發大量搔癢、打噴嚏和喘鳴。牆草的英文「Parietaria」來自拉丁文「paries」，代表「牆」。常見於路邊和花園，從石縫中長出來，尤其是在牆邊。

目前看來，由於氣候變遷，花粉熱可能會在未來幾年影響更多的人。科學家形容氣候變遷是「野草的肥料」，導致花粉濃度增加、花粉季節延長，並且有更多不同的花粉引發症狀。僅在2021年的一個月之內，就有兩篇論文指出這個令患者和醫師都同樣擔憂的趨勢。第一篇蒐集1990年至2018年間美國的數據，發現在這十八年期間，花粉季節延長近三週，花粉濃度增加21%。[8]第二篇研究著眼於氣候變遷對西北歐花粉濃度的影響：科學家發現，二氧化碳濃度翻倍，將使未來的牧草花粉過敏季節性嚴重程度增加60%。[9]

8　W. R. L. Anderegg, J. T. Abatzoglou, L. D. L. Andereggetal. (2021), 'Anthropogenic climate change is worsening North American pollen seasons, *Proceedings of the National Academy of Sciences of the USA*, 118(7), e2013284118, doi.org/10.1073/pnas.2013284118, doi.org/10.1073/pnas.2013284118

9　A. Kurganskiy, S. Creer, N. de Vereetal. (2021), 'Predicting the severity of the grass pollen season and the effect of climate change in Northwest Europe', *Science Advances*, 7 (13), eabd7658, doi.org/10.1126/sciadv.abd7658

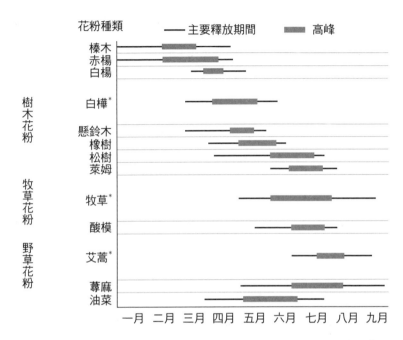

* 這些花粉在英國和歐洲北部較為主流，如果你住在地中海、澳洲或北美，請與你的醫療團隊或當地的過敏機構詢問是否有你所居住地點的花粉曆。舉例而言，豬草花粉在北美大部分地區會在九月中旬達到高峰。

花粉曆

除此之外，由於全球暖化，傳統上只在美國生長的豬草，在法國、義大利北部、奧地利、匈牙利[10]和歐洲其他地區也引

10　G. D'Amato, L. Cecchi, S. Boninietal. (2007), ‘Allergenic pollen and pollen allergy in Europe’, *Allergy*, 62 (9), pp.976–90

起愈來愈多的花粉熱症狀（估計影響1,580萬人）。[11] 未來可能會出現更極端的短期雷雨，帶來與風暴性氣喘（thunderstorm asthma）相關的風險（參見第3章〈風暴性氣喘〉）。

我覺得我可能有過敏性鼻炎
——我該怎麼辦？

如果你的症狀輕微，而且使用抗組織胺及／或生理食鹽水潤洗即可控制得宜（下一章會討論如何選擇抗組織胺和其他的療法），那你其實不太需要再做什麼。

但是，如果你的症狀會干擾你的工作或學業、影響入眠或是讓你難以運動，那你該和家庭醫師討論。他們通常可以根據你的症狀診斷過敏性鼻炎，但也會留意任何不典型的症狀。如果你對自己症狀的成因有所疑慮，醫師可能會將你轉介到過敏專科，進行過敏皮膚測試或血液測試。在採取避開過敏原的措施之前，先了解自己對什麼過敏非常重要。

---

11 U. Schaffner, S. Steinbach, Y. Sun et al. (2020), 'Biological weed control to relieve millions from Ambrosia allergies in Europe', Nature Communications, doi. org/10.1038/s41467–020–15586–1

兒童也會有過敏性鼻炎嗎？

　　兩歲以下的幼兒出現過敏性鼻炎症狀非常罕見，但此後患病的兒童人數隨著年齡增加。據估計，有15％的青少年為患者。

　　2020年，英國皇家兒科與兒童健康學院（Royal College of Paediatrics and Child Health）發表了一份報告，詳細說明吸菸、煤炭和柴火、特定的建築材料、氣溶膠噴霧和清潔產品造成的**室內**空氣污染與一系列的兒童健康問題有關，包括氣喘、鼻炎、結膜炎和濕疹。報告還觀察到，室內空氣品質往往與劣質的住屋密切相關。要解決這個問題，顯然同時需要政府和個人層級的變革，但還是可以先考慮一些簡單的對策，包括在家中禁止吸菸、在烹飪時和烹飪後讓廚房通風、以及使用不含化學物質的清潔劑。[12]

　　過敏性鼻炎控制不佳，會對兒童和青少年造成十足的影響，無論是參與運動還是課業表現皆然：一項針對1,800名有過敏性鼻炎症狀的英國青少年的研究發現，他們在模擬考和期末考之間成績下滑的可能性比其他人高40％。如果正

---

12 To find out more about this, see: www.rcpch.ac.uk/resources/inside- story-health-effects-indoor-air-quality-children-young-people# what-changes-are-needed

在接受鎮靜性抗組織胺治療，比例會上升到70％。[13]

雖然診斷成人和青少年的過敏性鼻炎相當直觀，但對年幼的兒童可能會比較困難，因為他們經常感冒和流鼻涕。以下是一些需要注意的徵象：

1. 如果孩子經常在揉眼睛和抓鼻子的癢，就有可能是過敏。如果每次暴露於過敏原時都明確出現症狀，那麼可以相當肯定患有過敏性鼻炎。

2. 鼻子在解剖學上和功能上都與眼睛、鼻竇、喉嚨、中耳、喉部和下呼吸道相關。 如果你的孩子有慢性耳朵問題或膠耳（glue ear）、以口呼吸及／或打鼾嚴重、患有難以控制的慢性咳嗽或氣喘，請詢問家庭醫師，看他們是否認為過敏性鼻炎是肇因之一。

3. 「過敏致意」（allergic salute）是一條鼻樑上的微弱摺痕，由持續揉鼻子引起。孩子也可能表現出「過敏性黑眼圈」（allergic shiners）——眼睛下方顏色變深，與鼻子過敏有關。

4. 氣喘和過敏性鼻炎往往伴隨出現，所以如果孩子有其

13　S. Walker et al. (2007), 'Seasonal allergic rhinitis is associated with a detrimental impact on exam performance in UK teenagers: case-control study', *Journal of Allergy and Clinical Immunology*, 120 (2), pp.381–7

中一項，那麼也可能有另一項，因此要向醫師提起這件事。

如果孩子的症狀僅出現在單側的鼻子或長期阻塞，則應由耳鼻喉科醫師檢查。過敏性鼻炎的症狀在兩歲以下的幼兒中很少見，因此這也是應轉診至小兒耳鼻喉科的信號。

「呼吸道聯盟理論」

呼吸道從鼻子開始，到肺部結束——把它想像成一路上都舖著相同的路面（即相同的細胞）。因此，鼻腔通道和呼吸道在解剖學和免疫學上都息息相關，呼吸道其中一個地方發炎，也會影響其他地方。所以，如果過敏原引起鼻子發炎，可能會擴散並影響肺部的呼吸管，導致氣喘，這就是所謂的「呼吸道聯盟理論」（united airways theory）。

這就是為什麼雖然花粉的尺寸通常大到無法直接進入肺部，還是會引起被稱作季節性氣喘（seasonal asthma）的疾病。這個詞代表只會在一年中的特定時節發作的氣喘，通常是在花粉數量多的時候，暗示著成因是過敏性。如果你從未確診氣喘，但是花粉熱會伴隨著典型的氣喘症狀，比如喘鳴、呼吸急促和咳嗽，你可能患有季節性氣喘。

　　鼻炎會引發氣喘，反之亦然，且這並不僅僅是季節性的。氣喘和鼻炎關聯密切，據估計，有80％的氣喘患者也為過敏性鼻炎所苦。所以，當我看到過敏性鼻炎控制不佳的病人時，我知道他們很有可能也患有氣喘，並且是相當棘手的氣喘——這讓情緒上、身體上和財務上要控制這兩種疾病的代價都增加了。

　　因此，如果你同時患有過敏性鼻炎和氣喘，你必須雙管齊下控制這兩種疾病。在下一章會談論更多控制過敏性鼻炎的方法，但至少要明白，控制過敏性鼻炎通常就能減輕氣喘的症狀。

　　如果你患有氣喘，下列是三個重要的問題：

1. 你有個人化的氣喘控制計畫嗎？
2. 你能夠有效使用氣喘吸入器嗎？
3. 你每年都會與家庭醫師回診嗎？

　　如果以上有任何一個問題的答案為「否」，請與家庭醫師討論。這本書不包括過敏性和非過敏性氣喘的詳細診斷和控制，但氣喘控制計劃通常可以在網路上免費獲得。填寫完成後，通常這些計畫會包含管理氣喘的必要資訊，你可以和你的醫師或是護理師一同填寫。

　　如果你患有季節性氣喘，你的醫師應該會在季節正要開

始之前給你常規的預防性皮質類固醇吸入器處方，並在整個花粉季節持續使用，以抑制下呼吸道發炎。在緊急情況下，醫師也會給你緩解用吸入器（rescue inhaler）的處方（通常是藍色外包裝），使小肌群放鬆，以暢通呼吸道。如果你仍然有症狀，及／或每周至少使用三次緩解用吸入器，務必再次和醫師約診，因為這代表你的氣喘（季節性或其他類型）可能不受控制，需要再檢查，並可能需要更換藥物。

風暴性氣喘：一場不完美的風暴

　　一般來說，花粉顆粒太大，無法進入肺部，但是當雷雨正在醞釀時，上升氣流可以讓整顆花粉粒上升到雲層。當暴露在潮濕環境下，這些花粉裂成小碎片，而變得非常容易引發過敏。強勁的下沉氣流接著將這些碎片帶回地表，形成「花粉雨」，而當碎片能被吸入肺部深處的那一刻，就引起氣喘發作了。牧草花粉和黴菌可以分裂成易引發過敏的顆粒，不過樹木花粉（即使碎裂後）通常不是風暴性氣喘的原因。

　　幸好風暴性氣喘很罕見，但是發生時卻可能是災難性的。而這讓人很為難，因為它只會影響患有花粉症的人。已知最大的一次爆發是在2016年的澳洲墨爾本，當時醫護人

員接到了1,900通緊急電話，遺憾的是有10人過世。[14] 雖然墨爾本仍然是風暴性氣喘的震央，但世界各地都出現過爆發，包括英國、歐陸和美國。不過，即使花粉數量很多時，絕大多數雷雨並不會引發風暴性氣喘。縱然如此，還是值得養成查看天氣預報的習慣，並知道如果可能有雷雨的話該怎麼做：

1. 待在戶內，在雷雨來臨前就緊閉門窗。
2. 如果一定要外出，戴上口罩，以免吸入花粉碎片。
3. 如果在雷雨期間氣喘發作，服用雙份的抗組織胺。
4. 遵照氣喘急救的四個步驟，這是澳洲氣喘協會（Asthma Australia）研發的實用流程：[15] 如果突然出現嚴重的氣喘發作，使用四口吸入劑，並等待四分鐘。如果沒有改善，再使用四口，再等四分鐘。如果仍然沒有改善，呼叫救護車，並持續每四分鐘分別使用四口緩解用吸入劑，直到救援到達。

---

14 F. Thien, P. Beggs, D. Csutoros et al. (2018), 'The Melbourne epidemic thunderstorm asthma event 2016: An investigation of environmental triggers, effect on health services, and patient risk factors', *Lancet Planetary Health*, 2 (6), pp.255–63

15 Asthma Australia (2020), 'Asthma First Aid', asthma.org.au/what-we- do/how-we-can-help/first-aid/

全年性過敏性鼻炎

塵蟎和寵物是最常引起全年性症狀的過敏原（雖然在有些國家，蟑螂的唾液、糞便、卵和蛻落的外殼也是十分相關的過敏原），但是在你把家裡的地毯都扯掉，或是停止為你的貓洗澡以前，容我先多為你說明一下這些常見的室內過敏原。

塵蟎

塵蟎的個頭很小，平均身長只有約0.2至0.3毫米，但引起的麻煩卻很大。牠們是引起全年性鼻炎症狀和過敏性氣喘的頭號要犯。

塵蟎主要有兩種：歐洲塵蟎（*Dermatophagoides pteronyssinus*）和牠的美國表親，美洲塵蟎（*Dermatophagoides farinae*）。（按：前者亦稱「屋塵蟎」，後者亦稱「粉塵蟎」。）「Derma」意指「皮膚」，而「phage」意指「食用或吞食」。死去的皮膚細胞是塵蟎最喜歡的大餐。由於大部分人晚上都會在床上躺好幾個小時，你就知道為什麼床舖會吸引塵蟎以那裡為家，以及為什麼過敏患者常說他們的症狀在起床時更糟糕。特此聲明，家庭灰塵的主要組成成分並不是塵蟎，而

是衣物及地毯的纖維、寵物毛髮、花粉和泥沙。

　　雖然塵蟎沒有視覺，牠們卻對光線很敏感，並會住在枕頭、床墊和地毯的深處。有塵蟎並不代表不衛生——在最高級的床單和床墊上也能找到塵蟎。美國過敏氣喘與免疫學院（American College of Allergy, Asthma and Immunology）指出，在老舊未洗的枕頭中，有10％的重量是塵蟎屍體和排泄物。牠們可以存活六十五至一百天，在一張泡棉床墊中，至少有100,000隻塵蟎（彈簧床墊裡的數量較少）。[16]牠們行有性生殖，由於塵蟎的尺寸微小，雄性一次只能排出一顆精子，因此交尾時間可持續兩天（！），每隻雌性一生會排出五十至八十顆卵。[17]

　　塵蟎有幾項令人不快的特徵，可解釋牠們為什麼如此容易引發過敏。首先，牠們的排泄物含有高濃度的麻煩過敏原，而一隻塵蟎一生中約可產出1,000粒排泄物。再來，很不幸地，這些排泄物在我們掃地、吸塵和換床單時很容易就會飄到空中。且一旦到了空氣中，我們就很容易吸入，使過

16　M. A. Schei, J. O. Hessen and E. Lund (2022), 'House-dust mites and mattresses', *Allergy: European Journal of Allergy and Clinical Immunology*, 57 (6), pp.538–42

17　J. D. Miller (2019), 'The Role of Dust Mites in Allergy', *Clinical Reviews in Allergy And Immunology*, 57 (3), pp.312–29

敏性鼻炎和氣喘更加嚴重。此外，殺死塵蟎並不容易，而且並沒有方法能完全清除塵蟎群落。如果缺乏食物，塵蟎會食糞，也就是食用自己含有營養的糞便，以延長壽命。[18] 所以，當說到對塵蟎過敏時，不僅是指對塵蟎本身過敏，對牠們糞便也是如此。

然而，塵蟎也有一項弱點：牠們不喝水，但是必須從空氣中吸取水分。這表示塵蟎至少需要 50％以上的濕度才能夠生存。記住這項事實，在下一章要討論如何避免以及減少過敏原數量時十分相關。

乳製品會害我流鼻涕嗎？

相信「牛奶會導致黏液」，以及感冒或得了鼻炎時該避免喝牛奶，是我經常會從病人身上聽到的說法。

雖然牛奶和其他乳製品的蛋白質會導致唾液變得黏稠和厚重，而使人覺得好像製造了更多黏液，但其實並不會增加身體的黏液產量。

---

18 E. R. Tovey, M. D. Chapman and T. A. Platts-Mills (1981), 'Mite faeces are a major source of house dust allergens', *Nature*, 289 (5798), pp. 592–3

關於貓狗的真相

你可能以為自己對貓狗過敏是因為牠們的毛髮，但其實你真正過敏的對象是牠們唾液、皮膚或尿液中的蛋白質。貓是動物界中過敏原的「超級傳播者」，在牠們身上至少已辨認出八種過敏蛋白質。其實最有名的蛋白質是貓過敏原「Fel d1」，一種小型且帶有黏性的蛋白質，由貓的唾腺、皮脂腺和肛門腺分泌。當貓理毛時，牠會使唾液覆滿自己全身，而Fel d1也跟著到處都是。當唾液變乾時，Fel d1會蒸發，一次可以停留在空中好幾天。此外，脫落的貓毛也會被這種黏性的過敏原覆蓋，再加上貓會探索房子裡的每一吋，也經常摩蹭主人——讓主人、衣服和鞋子都沾滿過敏原——意味著貓過敏原真的是無處不在。

Fel d1經常會在沒有貓生活的地方被檢測出來，比如酒吧、旅館、學校、電影院和飛機上。這種主要的貓過敏原也曾在南極被偵測到，即使從來沒有貓去過那邊。甚至在美國太空總署（NASA）的太空梭灰塵中也能測量到！因此，當遇到我的病人因為對貓過敏而打算把貓送養的少數情況，我會建議他們要深度清潔地毯和窗簾，並且（如果能負擔的話）買一套全新的寢具。

對貓過敏比對狗過敏常見。通常如果一個人對某隻貓過

敏，他們也會對其他大多數的貓過敏。但說到狗過敏時，許多人只會對某些品種過敏，而其他品種不會。唯一能查明的方法就是暴露在過敏原下。所以如果你非常想要養狗，可以花些時間和你選中的狗相處，擁抱並撫摸牠，如果你沒有任何症狀，大概沒事。但是，如果你親吻和摟抱狗之後，出現臉部發癢、腫脹，或者你開始打噴嚏或喘鳴，那麼你應該考慮換一隻寵物。

流言終結：有低過敏貓狗這種東西嗎？

你或許聽說過「低過敏」（hypoallergenic）貓狗──命名由來是，牠們不是較少掉毛，就是被育種成在皮屑中會製造較少的主要貓狗過敏原。不幸的是，對狗/貓唾液或其他過敏性蛋白可能已經敏化的人來說，減少寵物毛髮的脫落並不能讓他們免於過敏原暴露。

研究指出，若比較家中狗過敏原的含量，低過敏狗與一般的狗並沒有顯著差異。[19] 每一隻貓狗都

19　D. W. Vredegoor, W. Doris et al. (2012), 'Can f1 levels in hair and homes of different dog breeds: Lack of evidence to describe any dog breed as hypoallergenic', *Journal of Allergy and Clinical Immunology*, 130 (4), pp. 904–9

有唾液和皮膚和皮脂腺，沒有一種動物不會製造分泌物。因此，很遺憾，真正的低過敏動物只是一種迷思。然而，對某些人來說，低過敏性貓食可能是個希望，這種貓食可以大幅減少貓的 Fel d1 製造量。[20] 時間會證明這是否能轉變成減輕貓過敏患者的症狀，但這是個具革命性且令人興奮的概念。

我是否對塵蟎及／或寵物過敏？

如果你對貓或狗過敏，你大概已經心理有底了：通常只要走進已有一位四腳朋友坐著的房間，就足以讓你發作。你不只會感覺到鼻部症狀，也可能眼睛發癢和流淚。

塵蟎過敏比較棘手，而且通常需要特定的檢測才能夠確實診斷。反應差異的原因在於，帶有貓狗過敏原的顆粒比較小並會導致急性症狀，帶有塵蟎過敏原的顆粒則較大。如果讀完本章後，你覺得你**可能對塵蟎過敏**，在採取避免措施以前，請先去做檢測，而不要像我看過的許多病人一樣，費了

20 E. Satyaraj, C. Gardner, I. Filipi et al. (2019), 'Reduction of active Fel d1 from cats using an anti Fel d1 egg IgY antibody', *Immunity Inflammation and Disease*, 7, pp. 68–73

九牛二虎之力減少家裡的塵蟎數量，才發現他們根本就沒有過敏。我曾遇到最難過的案例是，一位母親花費畢生積蓄，把地毯、寢具和窗簾換成了超耐磨地板（laminate）、全新的床墊和防塵蟎的百葉窗，才發現她的青少年兒子罹患的完全不是塵蟎過敏，而是非過敏性鼻炎。

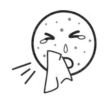

第 4 章

拜託停止：
治療鼻炎和花粉熱

案例探討：**我的母親**

　　在我小時候，母親對牧草花粉有極度嚴重的過敏。從五月到七月，她的眼睛紅腫發癢，鼻涕流個不停。我們家會把車窗緊緊堵住，以免花粉飛進來，而我們在車裡都汗流浹背。我的舅舅本來想借他的機車安全帽給母親，這樣她才能在春夏季時出門——她並不是很喜歡這個主意，而且不出所料，她拒絕了！抗組織胺讓她嗜睡，鼻噴劑沒有效果，而她不想要只為了這麼點「小事」去打擾家庭醫師。

　　直到我開始接受過敏專業訓練，我的母親才終於接受了適當的治療，她的症狀也就此煙消雲散。過去有那麼多年的夏天毫不必要地被毀了，這是很痛苦的領悟。從那之後，我還遇到了無數像我的母親一樣的人，他們都以為只要忍受症狀就行。

　　我希望我們能做出改變。對，「我們」。如果你在閱讀時，從我的母親身上看到自己的影子，或是認識有人的過敏性鼻炎控制得很不好，我希望你知道，有些事情是我們可以做的。本章就是要告訴你如何治療過敏性鼻炎：什麼有用、什麼沒有用、還有應該嘗試的療法順序。

治療步驟

　　過敏專科醫師通常將治療過敏性鼻炎拆解成五個階段或「步驟」（參見以下插圖）。當一位病人因為治療無效、無法控制鼻炎而來看診時，我們通常會確認他們是否已經歷過這些步驟。通常治療都會成功，而且如你所見，有許多選項。

- **第1步：**包含避免過敏原、生理食鹽水沖洗鼻腔和口服抗組織胺的三重步驟。在我的經驗裡，大家幾乎一定會嘗試抗組織胺（關於如何選擇適合你的抗組織胺，請參見本章〈選擇適合你的抗組織胺〉），有時候會嘗試避免過敏原，但是生理食鹽水沖洗的好處卻少有人知。對孕婦而言，由於盡量不要使用任何藥物，**單單是**使用生理食鹽水沖洗便已可減緩過敏性鼻

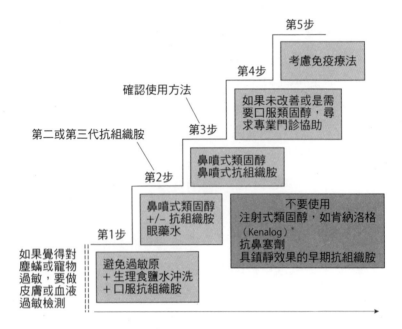

第5步

第4步　考慮免疫療法

確認使用方法

第二或第三代抗組織胺

第3步　如果未改善或是需要口服類固醇,尋求專業門診協助

第2步　鼻噴式類固醇　鼻噴式抗組織胺

第1步　鼻噴式類固醇+/− 抗組織胺　眼藥水

不要使用
注射式類固醇,如肯納洛格（Kenalog）*
抗鼻塞劑
具鎮靜效果的早期抗組織胺

如果覺得對塵蟎或寵物過敏,要做皮膚或血液過敏檢測

避免過敏原
＋生理食鹽水沖洗
＋口服抗組織胺

* 按：Kenalog成分為特安皮質醇（triamcinolone）。

治療過敏性鼻炎的步驟

炎的症狀。[1]

- **第2步：**以抗發炎的鼻噴式類固醇為主。這類藥物實在是再重要不過了。如果正確使用,可以高效減少**所**

1　D. Rabago and A. Zgierska (2009), 'Saline nasal irrigation for upper respiratory conditions', *American Family Physician*, 80 (10), pp. 1117–19

有的鼻部症狀，並可能也會緩解眼睛發癢和流淚。類
固醇的作用是減少鼻子發炎。如果鼻內類固醇噴劑和
抗組織胺藥片還不夠的話，有些病人可能會再加上抗
組織胺眼藥水。

• **第3步**：如果口服抗組織胺和鼻腔皮質類固醇無法有
效緩解，那麼應當嘗試複合型的鼻噴劑。這種噴劑含
有兩種成分：鼻內抗組織胺和鼻內類固醇，可以由家
庭醫師開立處方。

• **第4步**：如果沒有任何緩解，家庭醫師可能會將你轉
介至過敏專科門診。然而，大部分的醫師在嘗試一些
基本的方法以前，通常並不會將你轉診。在門診裡，
專科醫師首先會確認前面的三個步驟是否有正確執
行。所以如果你要去看診，請攜帶所有你曾經嘗試過
的藥物清單。

• **第5步**：如果以上都失敗，而過敏持續嚴重，可能要
考慮免疫療法。

在本章剩下的篇幅中，將會介紹這些步驟更深入的細
節。也會告訴你一些應該避免的「紅燈」藥物，以及其他附
加的療法。

流言終結：蜂蜜可以治療花粉熱嗎？

有些人相信蜂蜜中的花粉能夠讓病人「減敏」，從而減少花粉熱的症狀。但很遺憾，這並非事實。蜂蜜是由蜜蜂從花朵的花粉製造的，而非從典型導致過敏性鼻炎症狀的野草、牧草和樹木花粉。

過敏原迴避策略

避開會讓你過敏的東西——聽起來很簡單，是吧？很遺憾，對過敏性鼻炎而言，避開過敏原並不總是那麼直觀。要完全避免吸入花粉可能很困難，但是這裡提供一些簡單的對策，可以達成真正的改變。

如果你對花粉過敏

• 當花粉計數高時，盡可能**待在室內**，門窗緊閉。花粉計數是在過去二十四小時內觀察到每立方公尺的花粉量，當結合天氣條件時，可提供花粉預測。[2]

---

2 The Met Office, 'What is the pollen count?', www.metoffice.gov.uk/weather/warnings-and-advice/seasonal-advice/health-wellbeing/pollen/what-is-the-pollen-count

- 當花粉計數高時，**不要把衣物晾在戶外**：花粉會黏在衣物上。
- **在就寢前沐浴**：把花粉留在外頭。
- **太陽眼鏡**可以顯著減輕過敏性鼻炎患者的症狀，而且在某些患者身上效果十分顯著，使得需要的抗組織胺藥片甚至變少了。[3]
- 當花粉計數高時，**保持車窗緊閉**，並且改使用車內的空調。定期在車內吸塵，以清除花粉。
- 規畫夏日假期時，**考慮去花粉較少的目的地**，比如海邊，強勁的海風可以幫助吹走過敏原。

　　有些病人告訴我，晚上在床邊擺一台空氣清淨機有助於減少症狀，但沒有可信的大型臨床試驗來佐證這種用法。

如果你對塵蟎過敏

　　雖然下列步驟可以減少你對塵蟎的暴露，並減輕症狀，但不可能完全根除塵蟎，這使得我一位同事宣稱：「我乾脆

3　A. B. Ozturk, E. Celebioglu, G. Karakaya and A. F. Kalyoncu (2013), 'Protective efficacy of sunglasses on the conjunctival symptoms of seasonal rhinitis', *International Forum of Allergy & Rhinology*, 3 (12), pp. 1001–6

回家燒了床墊,然後睡在吊床上好啦!」至關重要的是,在了解這些減少措施以前,一定要先去做檢測,確認過敏原。這些措施若要發揮效果,必須讓塵蟎的量降得夠低,才能夠減少症狀。購買新的床墊和寢具可能既費時又昂貴,但如果你能全力以赴,以下是一些撇步:

- **塵蟎喜歡溫暖潮濕的環境**,所以請考慮把暖氣調低幾度,尤其在臥室裡。在洗澡時使用抽風扇,以使濕度保持最低。

- **使用防過敏、可拆卸的床包和枕頭套**,緊密織成的布料可讓塵蟎更難入侵床墊和枕頭。雖然這可以減少塵蟎過敏原的含量,但是研究顯示並不能減少症狀,可能是因為單一措施並不夠。[4]

- **每週用熱水洗一次寢具(床包、床單和毯子)**:一項2008年的研究發現,用60℃的熱水清洗可以殺死所有塵蟎。[5]

---

4 I. Terreehorst et al. (2003), 'Evaluation of impermeable covers for bedding in patients with allergic rhinitis', *The New England Journal of Medicine*, 349 (3), pp.237–46

5 S. Y. Choi et al. (2008), 'Optimal conditions for the removal of HDM, dog dander, and pollen allergens using mechanical laundry', *Annals of Allergy, Asthma & Immunology*, 100 (6), pp.583–8

- **若可以的話，不要用地毯**（考慮皮毯或是超耐磨地板），並且避免布面家具。[6]
- **除塵和吸塵**可以破壞灰塵、過敏原和碎屑，但是使用濕布可以吸收得更好。
- 在吸塵器上加裝 **HEPA 濾網**（高效率空氣微粒子過濾網），可以捕捉最微小的顆粒。
- **除濕機**有助於抽掉一些塵蟎喜歡的水分。

抗組織胺

　　抗組織胺是能夠隔絕組織胺效果的藥物，因此可以緩解由組織胺釋放所導致的症狀，比如眼睛和鼻子發癢。抗組織胺也能幫助減少鼻涕和噴嚏，但是緩解鼻塞的效果沒那麼好。

　　抗組織胺分成不同類型，稱為「代」。第一代抗組織胺是最早的類型，會進入腦部，因此可能會引起嗜睡。由於能幫助入睡，這類藥物經常是非處方感冒藥的成分。第一代抗組織胺包含：

6　J. M. Wilson and T. Platts-Mills (2018), 'Home environmental interventions for house dust mite', *Journal of Allergy and Clinical Immunology: In Practice*, 6 (1), pp.1–7

- 氯菲安明〔Chlorpheniramine，英國品名為皮利頓（Piriton）〕
- 二苯安明〔Diphenhydramine，美國品名為貝納德（Benadryl）——不要與英國同名的藥物搞混了[*]〕
- 異丙嗪〔Promethazine，澳洲為非那根（Phenergan）〕

第二和第三代的抗組織胺是新的後繼者，與第一代有一項關鍵差異：不會輕易進入腦部（若不是完全不進入的話），因此引起嗜睡的可能性要小得多。

[*] 英國的 Benadryl 成分是第二代抗組織胺——給成人的是阿伐斯汀（acrivastine，品名為 Benadryl Relief），給兒童則的是西替利嗪（cetirizine，品名為 Benadryl Allergy Children）

安全駕駛：
為什麼最好避免第一代抗組織胺

第一代抗組織胺被歸類為影響駕駛的藥物（DIM）。不僅會穿越血腦障壁、使人鎮靜，研究亦指出，這些藥物的效果並不及新型的第二或第三代抗組織胺。[7]

7　M. K. Church and D. S. Church (2013), 'Pharmacology of antihistamines', *Indian Journal of Dermatology*, 58 (3), pp.219–24

　　2000年時，愛荷華大學（University of Iowa）的醫師利用駕駛模擬器研究第一代抗組織胺對駕駛人表現的影響，[8]他們發現，服用第一代抗組織胺的組別，在駕駛表現上比法律上已達酒駕標準的組別還差。值得擔憂的是，服用二苯安明的組別並非一直感到睏倦，令人懷疑當駕駛人服用藥物後，是否能安全地判斷自己的駕駛能力。

　　令人憂慮的不僅是嗜睡和可能影響駕駛而已。兒童仍然經常服用含有第一代抗組織胺的感冒糖漿處方，而他們服用後可能會變得亢奮（而非嗜睡）。在年長者身上，第一代抗組織胺可能會引發譫妄症（delirium）。一項研究甚至認為，長期服用第一代抗組織胺可能會提高罹患失智症和阿茲海默症的機率。[9]

　　在給醫療專業人士的鼻炎指引中，普遍表明應當避免使用第一代抗組織胺，但這些藥物依然在全球廣泛銷售和使用。

8　J. M. Weiler et al. (2000), 'Effects of Fexofenadine, Diphenhydramine, and Alcohol on Driving Performance: A Randomized, Placebo- Controlled Trial in the Iowa Driving Simulator', *Annals of Internal Medicine*, 132 (5), pp.354–63

9　S. L. Gray, M. L. Anderson, S. Dublin et al. (2015), 'Cumulative use of strong anticholinergics and incident dementia: A prospective cohort study', *Journal of the American Medical Association Internal Medicine*, 175 (3), pp. 401–7

選擇成分，而非品名

　　購買抗組織胺時，應注意有效成分，而非藥物品名。有時候抗組織胺會以好幾種不同的品名販售，但只要成分是一樣的，就不會買錯。

選擇適合你的抗組織胺

　　處方和非處方的抗組織胺包羅萬象，選擇取決於個人，但我推薦嘗試第二或第三代的抗組織胺，效果持續較久，而且通常沒有鎮靜效果（雖然是否容易嗜睡還是有個體差異）。

　　阿伐斯汀（acrivastine）、羅拉他定（loratadine）、西替利嗪（cetirizine）、非索非那定（fexofenadine）、帝司羅拉他定（desloratadine）、左西替利嗪（levocetirizine）和比拉斯汀（bilastine）是最常見的第二代和第三代抗組織胺。阿伐斯汀作用最快，但必須每八小時服用一次，因此很少過敏專科醫師推薦。非索非那定最不容易引起嗜睡，是受歡迎的選擇。自2021年10月起，在美國、澳洲、紐西蘭以及包括英國在內的某些歐洲國家，非索非那定可在藥局購買〔按：台灣至2022年時仍皆為處方藥〕。此外，根據美國食藥署（FDA）表示，葡萄柚、蘋果和柳橙汁都可能干擾它

的作用，所以如果你在使用非索非那定，不要與果汁併服。
我通常會推薦病人西替利嗪，因為它效果很好，生效時間
快，持續時間長，而且貨源充足。

　　那麼，兒童呢？一位世界知名的研究者，倫敦帝國學院
（Imperial College London）的兒科過敏學與免疫學講師，
保羅・透納（Paul Turner）醫師曾說：「雖然西替利嗪核准
的範圍是超過兩歲的兒童，但實際上，西替利嗪會用在已滿
一歲的幼童身上，而且安全數據十分良好。[10]它也經常用在
更小的孩子身上，但僅限於醫師建議。所以，如果家中有非
常年幼的孩子需要抗組織胺，應該與醫師討論，看他們推薦
哪一種抗組織胺。」

生理食鹽水沖洗

　　也稱為洗鼻、鼻腔沖洗、鼻腔灌洗等，指的是使用生理
食鹽水潤濕鼻腔通道，通常可使用噴霧器、洗鼻罐或是稱為

---

10 J. O. Warner (2001), 'ETAC Study Group. Early Treatment of the Atopic Child: A double-blinded, randomized, placebo-controlled trial of cetirizine in preventing the onset of asthma in children with atopic dermatitis: 18 months' treatment and 18 months' posttreatment follow-up' ,*Journal of Allergy and Clinical Immunology*, 108 (6), pp. 929–37

洗鼻壺（netipot）的工具。用生理食鹽水噴霧、胖胖的擠壓瓶或類似茶壺的裝置沖洗鼻子，就能減輕過敏性鼻炎的症狀，這似乎很奇怪，但不知何故，確實可以。一般認為，洗鼻可以稀釋鼻子裡的黏液，並去除滯留在鼻孔內的過敏原。

我相信洗鼻既有助於清除黏液，也能讓鼻噴式類固醇吸收更好，因此我很推薦患者使用。在藥局或網路上可以買到各種製劑，有些已經製成噴霧，有些需要將冷開水加入商品內附的小袋子，裡面含有氯化鈉和碳酸鈉。

鼻噴式類固醇

鼻噴式類固醇對所有過敏性鼻炎的鼻部症狀都非常有效，比如噴嚏、鼻涕、眼睛發癢和鼻塞。這是因為接觸到過敏原時，類固醇可以減少流入鼻腔的發炎細胞，並阻擋發炎物質釋放。抗組織胺的作用是在暴露於過敏原後限縮傷害，相對來說，鼻噴式類固醇則是預防性用藥。把這類藥物想成過敏性鼻炎的「警察」——可以在派對開始之前就阻止，或是在正熱鬧時中止。有些鼻噴劑可以在藥局購買，有些則僅限醫師處方。

不要因為「類固醇」這個詞便卻步。新型的鼻噴式類固醇，如莫美他松糠酸酯〔mometasone furoate，品名為內舒

拿（Nasonex）〕、氟替卡松糠酸酯〔fluticasone furoate，品名為艾敏釋（Avamys）〕和氟替皮質醇丙酸酯〔fluticasone propionate，品名為輔舒良（Flixonase）〕幾乎不會被循環系統吸收，代表如骨質疏鬆等副作用的可能性已降到最低。

其他的鼻噴式類固醇，例如貝可皮質醇（beclomethasone）、亞丁皮質醇（budesonide）和特安皮質醇（triamcinolone）確實吸收率較高，但是長期使用依然是安全的。專科醫師可能會開立含有貝他甲皮質醇（betamethasone）的短期噴劑或滴劑，但是不應長期使用。

為什麼使用方法很重要：
掌握鼻噴劑的技藝

病人經常告訴我，他們試過鼻噴式類固醇，但沒有效果。當我們深入研究時，發現通常是因為他們沒有正確使用，或過早停藥。因此，讓我分享一些內行的技巧（參見後面插圖）。

鼻噴式類固醇需要一些時間累積：有些人可能會在一兩天內便緩解，但通常感覺到差異需要長達兩週。如果你有花粉熱，在季節開始前大約兩週便要開始使用鼻噴劑。如果在鼻塞和流鼻涕發作之前就使用鼻噴劑，任何過敏性發炎都會

1. 以生理食鹽水洗淨鼻腔，稍待兩到三分鐘。

2. 向下看，用右手拿噴劑，把噴頭放在左邊的鼻孔，注意不要讓噴頭朝向鼻中隔。這代表噴霧將會靠在鼻子的兩側，這會讓效果更好，並且降低流鼻血的可能性。

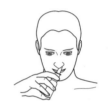

3. 將噴劑瞄準外側，將噴霧噴入鼻孔。接著改成用左手拿噴劑，對右鼻孔重複動作。

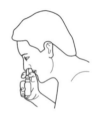

4. 用完噴劑之後，不要用力吸鼻子，這是治療失敗最常見的原因之一，只要輕柔地呼吸即可。有個訣竅是用完鼻噴劑後立刻去刷牙，這通常可以減少想吸鼻子的衝動。

5. 如果噴劑滴出，以衛生紙輕按擦拭，但再次提醒，不要吸鼻子。

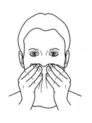

如何正確使用鼻噴劑

被及早截斷，作用效果好得多。如果你的孩子抗拒使用鼻噴劑，試著在他們睡著時輕柔地使用。

最常見的鼻噴劑副作用是流鼻血。如果發生了，停藥幾天再嘗試。使用鼻噴劑時，永遠要確認角度朝向鼻子兩側，而非鼻中隔（兩個鼻孔中間的分隔）。如果再次流鼻血，用小指尖取一些凡士林，抹在鼻中隔剛進入鼻孔的地方。保濕可以協助減少流血。如果你很容易流鼻血，你可能會發現艾敏釋最適合你，因為它的噴頭較短，噴霧較細。

以我的經驗，如果照著以上我描述的建議做，90％的病人會覺得過敏性鼻炎症狀明顯改善。如果症狀持續，可能需要其他的療法（見後），而且是時候考慮尋求專科醫師協助。

鼻適暢

鼻適暢（Dymista）是一種複方鼻噴劑，含有一種稱為氟替皮質醇丙酸酯（fluticasone propionate）的皮質醇，以及一種起效非常迅速的抗組織胺，稱為氮卓斯汀（azelastine）。抗組織胺可減少搔癢、打噴嚏、流鼻涕和眼部症狀，而類固醇則作用於鼻腔內的細胞，減少發炎物質產生。有趣的是，這種複方比單獨使用兩種藥物效果更好，有助於緩解鼻部症

狀和眼睛發癢、痠痛。[11]鼻適暢在英國是處方藥（按：在台灣亦同），而且不推薦十二歲以下的兒童使用。

抗白三烯：孟魯司特和扎魯司特

孟魯司特（montelukast）及扎魯司特（zafirlukast）為處方藥，通常為治療氣喘的補充藥物，但對同時患有嚴重鼻炎的氣喘患者，無論成人或兒童，專科醫師經常會嘗試給藥。這兩種藥物可阻擋白三烯的作用。當身體對過敏原起反應時，就會釋放白三烯這種高度發炎物質，引起鼻子與呼吸道發炎。

應避免的藥物

- **抗鼻塞劑**：你可能會覺得抗鼻塞劑（nasal decongestants）對治療頑固的過敏性鼻炎應當有效，但事實正好相反。抗鼻塞劑無法解決引起鼻塞的過敏

---

11 G. K. Scadding et al. (2017), 'BSACI guideline for the diagnosis and management of allergic and non-allergic rhinitis (Revised Edition 2017; First Edition 2007)', *Clinical & Experimental Allergy*, 47 (7), pp. 856–89

發炎反應，如果使用太多天，可能會導致鼻子出現反彈式的腫脹，稱為藥物性鼻炎（rhinitis medicamentosa）。我見過許多病人陷入惡性循環：因為過敏而感到鼻塞，所以使用抗鼻塞劑，一開始覺得好轉，但接著就出現比以前還更糟的反彈式鼻塞，於是他們再度使用抗鼻塞劑，持續循環。罪魁禍首就是抗鼻塞劑，比如在感冒藥中常見的西羅美塔柔林（xylometazoline）和氧美佐林（oxymetazoline）。

我的建議是，絕對不要使用抗鼻塞劑超過七十二小時，即使它們可能就放在治療過敏性鼻炎的抗組織胺的貨架旁邊。如果你正在使用這類藥物，不用擔心，和醫師討論是否要逐漸停藥。你的醫師可能會建議同時開始使用鼻噴式類固醇，或如果你的鼻塞非常嚴重的話，甚至要使用短期的口服式類固醇，以讓你在減少抗鼻塞劑的用量時舒緩一下症狀。

- **緩釋型注射式類固醇**：另一類應避免使用的藥物是緩釋型注射式類固醇（depot steroid injections），比如特安皮質醇（品名為肯納洛格）。這類藥物通常會經由臀部注射，然後緩慢釋放到血管中。

特安皮質醇在緩解花粉熱症狀上極為有效，過去是常見的處方用藥，但如今已經過時，因為有一些令

人擔憂的副作用，包含糖尿病、肌肉無力、情緒變化、體重增加和骨質疏鬆。我曾見過副作用所帶來慘痛至極的後果，包括一位四十八歲的計程車司機，他長年注射特安皮質醇，導致骨質疏鬆，結果因為手腕骨折而丟了工作。英國的鼻炎指引並不推薦使用這類藥物。口服式類固醇是一個可能的選項，但是還有更好的長期選項，例如過敏原免疫療法（見後）。

如果你已經到了會考慮要求注射的地步，你的家庭醫師應該要將你轉介給過敏專科醫師。

過敏原免疫療法

對少數的患者而言，上述的所有步驟都不足以控制症狀，可能就需要過敏原免疫療法（AIT）——又稱為減敏治療（desensitization）。這類療法專提供給無法以藥物控制鼻炎的患者，過敏原可以是花粉（比如牧草、樺樹和豬草）、塵蟎或比如貓狗等動物。

案例探討：**亞當**

　　1900 年代初期，兩位年輕的醫師，李奧納・努恩（Leonard Noon）以及約翰・弗里曼（John Freeman）在聖瑪莉醫院（我現在工作的地方）的實驗室裡，辛勤努力研發一種嶄新的療法。他們將牧草花粉的萃取物以皮下注射用在患者身上，以治療花粉熱，結果成功了，他們在 1911 年將成果發表在《刺胳針》（*The Lancet*）醫學期刊上。兩位都被歸功為減敏治療的發明者。遺憾地，努恩在兩年後因肺結核去世，留下弗里曼獨自繼續研究。1954 年，我的導師威廉・法蘭克蘭（William Frankland）（按：即前述之比爾）在弗里曼底下工作，並在那年執行了首次不可或缺的牧草花粉免疫療法試驗，為此療法建立起穩固的科學基礎。

　　時間快轉到 2020 年，我的十歲姪子亞當患有極嚴重的花粉熱，標準治療無法起到任何改善。所以，我建議他的父母，請家庭醫師把他轉介給我在聖瑪莉醫院的兒科過敏同事。大多數的鼻炎患者使用抗組織胺及／或鼻噴式類固醇就能解決：舉例而言，亞當的妹妹莎拉也有花粉熱，就靠服藥過得很好。

　　然而，如亞當等的一些患者，對這些治療沒有反應，而被轉診至過敏專科。通常我們會試著讓他們的治療「最佳化」，但如果他們依然為病所苦，那麼我們可以嘗試以過敏原免疫療法提供協助。我的同事便如此治療亞當。

　　所以，過敏原免疫療法是怎麼運作的？把某種萃取物提供給已知對其過敏的某人，可想而知會讓事情變得更糟吧？以牧草花粉為例，牧草過敏原免疫療法會將高濃度的牧草花粉萃取物以「工業」劑量供給——大約比花粉季時預期接觸的量多出2,000倍——可以透過肌肉注射於手臂或是每日由舌下使用錠劑，然後持續三年的時間。這可以改寫免疫系統，讓那些因牧草花粉「刺激」而過度興奮的T細胞數量減少，並且鼓勵B細胞把針對牧草的IgE視為「敵人」，而製造能夠「中和」他們的IgG（免疫球蛋白G）。[12]

　　過敏原免疫療法最棒的地方是，不僅能夠治療症狀，而且是能夠達到長期緩解鼻炎的方法：換句話說，這讓我們可以改變疾病的自然進程。所以，三年的治療通常可讓病人往後維持許多年的健康。[13]

　　過敏原免疫療法主要的風險是，注射可能會在很罕見的情況下引發嚴重的過敏反應。通常注射劑量會逐漸累積，在三年期間內平均供給或是集中在三次花粉季之前供給。由於

12　G. Passalacqua et al. (2007)，'Allergic rhinitis and its impact on asthma update: Allergen immunotherapy'，*Journal of Allergy and Clinical Immunology*, 119 (4), pp. 881–91, doi.org/10.1016/j.jaci.2007.01.045

13　S. R. Durham et al. (1999)，'Long- term clinical efficacy of grass-pollen immunotherapy'，*The New England Journal of Medicine*, 341 (7), pp. 468–75

有過敏性休克的風險，必須在醫院門診進行治療，並建議每次注射後等待三十至六十分鐘。

錠劑免疫療法通常只會有輕微的副作用，比如口部發癢或是輕微腫脹，但需要每日治療持續三年，而且昂貴，對某些人來說並不容易取得。

以亞當而言，他平常的藥物再加上過敏原免疫療法後，症狀便煙消雲散。他現在可以到公園裡和朋友踢足球，這個夏天還去了露營，沒有出現花粉熱的症狀。他的父母知道花粉熱不會影響他的學業後，鬆了一口氣。他的人生有如脫胎換骨。那些減敏治療的先驅們（努恩博士、弗里曼博士和法蘭克蘭博士）都曾在聖瑪莉醫院工作，我想假如他們地下有知，肯定十分欣慰。

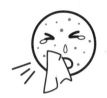

第 5 章
COVID-19 與過敏

　　當我在 2020 年剛開始撰寫本書時，並未預料到會包含一個討論 COVID-19 與過敏的章節。就像其他人一樣，我希望大流行在十二個月內就會結束，大家能回到正常的生活。很遺憾，現在看來，SARS-CoV-2 病毒還有其引發的 COVID-19 在可預見的未來中都將與我們同在。

　　在第一波疫情時，許多過敏專科醫師被調配到不同的地區，同時仍要兼顧原有的過敏病人。日間門診看起來關上了大門，但一支過敏專科軍隊——包含我——則打開筆記型電腦，切換成遠距看診模式。

　　當第一劑英國的 COVID-19 疫苗在 2020 年 12 月 8 日開始施打時，全國都鬆了一口氣，如釋重負。但接著有對疫苗產生過敏反應的報告，這讓過敏學成為眾所矚目的焦點。在二十四小時內，英國過敏與臨床免疫學會便成立了 COVID-19 疫苗過敏團隊，而我也受邀加入。那些早期的日子讓人既興奮又緊張。幸運的是，最初擔心過敏性休克可能成為重大問題，此事並無證據支持，且嚴重的過敏反應極為

罕見。

　　疫苗對減少COVID-19重症有超過95％的效力，包括Delta變種。[1][2]疫苗不只能保護我們，還能保護我們周遭的人，並是眾所企盼的「恢復正常生活」最大的希望。

　　許多包括我在內的過敏專家迅速成立了COVID-19疫苗過敏的門診，全球的過敏團隊從來沒這麼忙碌過。我發現自己忙得不可開交，提供同事治療指南、撰寫給家庭醫師的常見問答集、還要檢閱來自世界過敏組織與過敏性休克委員會（World Allergy Organization Anaphylaxis Committee）關於COVID-19疫苗與過敏性休克的聲明。知道自己能夠在對抗COVID-19上作出實質貢獻，是一件令人非常有成就感的事情。

　　本章我將解答最常被問到的與過敏和COVID-19有關的問題，並會提供一些實用的技巧和對付的策略。

1　Scientific Advisory Group for Emergencies (2021), 'VEEP: Vaccine effectiveness table, 16 July 2021', www.gov.uk/government/publications/veep-vaccine-effectiveness-table-16-july-2021

2　D. Logunov et al. (2020), 'Safety and immunogenicity of an rAd26 and rAd5 vector-based heterologous prime-boost COVID-19 vaccine in two formulations: Two open, non-randomised phase 1/2 studies from Russia', *The Lancet*, doi.org/10.1016/S0140–6736(20)31866–3

過敏體質會讓我更容易得到 COVID-19 嗎？

不會。過敏既不會增加你得到COVID-19的機率，也不會讓你更容易得到重症。

一開始有些疑慮是氣喘患者可能會比非氣喘患者身體更差，因為當呼吸系統發生病毒感染時，經常會引發氣喘。但我們後來明瞭，與大多數的呼吸系統病毒不同，COVID-19似乎對氣喘患者的呼吸道影響有限。患有氣喘的病人並不會更容易得到COVID-19，也沒有更容易住院。[3]患有氣喘的兒童亦無較高的COVID-19重症風險。

我患有鼻炎和氣喘。假如染上 COVID-19，使用鼻噴式類固醇和吸入型皮質類固醇還安全嗎？

不建議停止使用治療鼻炎用的鼻噴式類固醇。不僅是停藥後鼻炎會更嚴重，無法控制噴嚏也會讓感染更容易傳播。此外研究發現，使用鼻噴式類固醇與較低的COVID-19相關

---

3 S. Lovinsky-Desir et al. (2020), 'Asthma among hospitalized patients with COVID-19 and related outcomes', *Journal of Allergy and Clinical Immunology*, 146 (5), pp.1027–34

住院、加護病房使用、以及死亡有關。進一步的研究仍在計畫中。[4]吸入型皮質類固醇（ICS）對COVID-19的保護效力較不明朗。出乎意料的是，早期數據指出，氣喘患者因COVID-19住院時，較有可能比非氣喘患者身體狀況更好，但還需要更多研究佐證。[5]

假如患有氣喘，要減少COVID-19可能的嚴重程度，最好的方法就是確保氣喘盡可能控制良好。確認氣喘治療計畫是否為最新的版本，並遵照醫囑規律使用吸入器。如果因為氣喘惡化而有短期的口服類固醇處方，無論是否為COVID-19陽性，都應該服用。

是花粉熱，還是COVID-19？

在COVID-19疫情期間碰上花粉季非常棘手，而且理所當然，過敏患者也可能會感染COVID-19。由以下圖表中可以看到，許多花粉熱與COVID-19

4　R. Strauss, N. Jawhari, A. M. Attaway et al. (2021), 'Intranasal Corticosteroids Are Associated with Better Outcomes in Coronavirus Disease 2019', *Journal of Allergy and Clinical Immunology: In Practice*, 9 (11), pp. 3934–40.e9

5　L. B. Robinson et al. (2021), 'COVID-19 severity in hospitalized patients with asthma: A matched cohort study', *Journal of Allergy and Clinical Immunology: In Practice*, 9 (1), pp.497–500

的症狀重疊。唯一能夠準確回答這個問題的方法就是作COVID-19檢測。

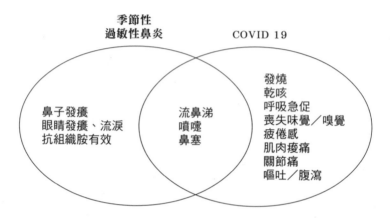

季節性過敏性鼻炎與COVID-19的症狀

有一件事情值得銘記在心,如果是花粉熱,抗過敏藥物應當能夠緩解。此外,戴口罩已被科學證實能夠減輕花粉熱的症狀。[6]相反地,COVID-19的症狀並不會因抗組織胺或鼻噴劑減輕,並且你更可能覺得全身都不太舒服。

6　A. A. Dror, N. Eisenbach, T. Marshak et al. (2020), 'Reduction of allergic rhinitis symptoms with face mask usage during the COVID-19 pandemic', *Journal of Allergy and Clinical Immunology: In Practice*, 8 (10), pp.3590–93

　　有些患有花粉熱的人擔心，在公共場所，他們的症狀可能會被誤會成COVID-19。要問我的建議嗎？現在正是個好時機，盡可能妥善控制花粉熱的症狀吧。

COVID-19 疫苗與過敏

　　數據指出，每一百萬人中有999,992人在接種疫苗後不會出現嚴重的過敏反應。[7]在撰寫本書時，全球已接種的疫苗量是令人難以置信的70億劑（世界人口略低於80億），並沒有任何因COVID-19疫苗而起的過敏性休克致死報告，發生過敏性休克的人皆已痊癒。

　　然而，即使對疫苗的過敏反應是如此微不足道地罕見，當英國有人發生對輝瑞BNT（Pfizer BioNTech）疫苗的過敏反應時，最初的消息還是引起了過敏族群的疑慮，這可以理解。在施打AZ（AstraZeneca）疫苗後，罕見的血栓及不正

7　M. Greenhawt, E. M. Abrams, M. Shaker et al. (2021), 'The Risk of Allergic Reaction to SARS-CoV-2 Vaccines and Recommended Evaluation and Management: A Systematic Review, Meta-Analysis, GRADE Assessment, and International Consensus Approach', *Jour- nal of Allergy and Clinical Immunology: In Practice*, S2213–2198(21)00671–1, doi.org/10.1016/j.jaip.2021.06.006

常出血事件，特別是在年輕人族群，並非由於對疫苗過敏，也不是由過敏性機制引起的。在這裡，我想要讓大家放心，並回答我常遇到的一些關於COVID-19和過敏的常見問題。

然而，如果你對過敏和你個人的健康有疑問，這些常見問答集並**不能**代替你與家庭醫師的討論。

過敏患者會有更高的機率
對 COVID-19 疫苗過敏嗎？

目前沒有任何證據顯示患有過敏疾病的人，比如氣喘、花粉熱、食物過敏或蚊蟲叮咬過敏等，比起一般人更容易對疫苗過敏。

那特定來説，藥物過敏呢？

如果你對某樣藥物有過敏性休克反應——包括抗生素、麻醉劑和止痛藥——而且已經確認誘發因子是什麼，你可以接種疫苗。

過去對疫苗有過敏反應就比較複雜一些，如果你對某種疫苗有過敏性休克反應，你的家庭醫師應該要與過敏專科取得聯繫。然而，歷史上沒有疫苗含有添加劑聚乙二醇

（PEG），而且只有少數疫苗含有聚山梨醇酯 80
（polysorbate 80，見下文）。因此，即使你以前曾對疫苗產
生嚴重的過敏反應，還是應該能夠接種 COVID-19 疫苗，雖
然可能會建議你在醫療場所接種第一劑。如果你對第一劑
COVID-19 疫苗有嚴重過敏反應，或者已知對聚乙二醇或聚
山梨醇酯 80 過敏，則建議轉診給專科醫師。

什麼是聚乙二醇和聚山梨醇酯 80？

聚乙二醇是一類添加物（醫學術語為「賦形劑」），常
用於藥物，包括抗組織胺、抗生素和止痛藥、還有許多的家
用產品與化妝品，也稱為聚乙烯二醇（macrogol）。輝瑞
BNT 疫苗和莫德納（Moderna）疫苗含有聚乙二醇 2000。

聚山梨醇酯 80（別名 Tween 80）也廣泛添加於藥品
中，包含一些流感疫苗。它是一種穩定劑或乳化劑，可以添
加到食物中，例如冰淇淋和其他奶製品，以保持奶油質地不
會散開。AZ、嬌生（Janssen）和衛星疫苗（按：Sputnik，
俄羅斯的 COVID-19 疫苗）都含有聚山梨醇酯 80。

對這兩種賦形劑的過敏都極為罕見。

為什麼有些人會發生過敏反應？

老實說，不知道。通常當某人對某種藥物或食物過敏時，會在每次服用時都發生反應，但我們發現，對第一劑COVID-19疫苗有過敏反應的人，卻幾乎總能耐受第二劑，[8] 即使是當初反應相當嚴重的人。一開始有人擔心，發生反應的人可能是對聚乙二醇或聚山梨醇酯80過敏。然而，迄今為止的過敏測試表明，對賦形劑過敏是非常例外的情況，而非常態。

我要怎麼知道我是否對聚乙二醇或聚山梨醇酯 80 過敏？

如果你對以上任一添加物過敏，很有可能你早就知道了。通常聚乙二醇過敏患者有嚴重的過敏性休克病史，需要在接受某些不相關的藥物後兩小時內住院，例如長效型類固醇注射劑或含有高分子量聚乙二醇的瀉藥。如果你不確定自己是否過敏，請諮詢你的家庭醫師。

---

8   M. S. Krantz et al. (2021), 'Anaphylaxis to the first dose of mRNA SARS-CoV-2 vaccines: Don't give up on the second dose!', *Allergy*, doi.org/10.1111/all.14958

我曾有過敏性休克反應，但找不到原因
——我可以接種嗎？

未辨認誘發因子的過敏性休克通常並不是避免接種的理由，但你的家庭醫師很可能會與專科醫師確認。

在我接種 COVID-19 疫苗的部位出現一大片紅腫？
這代表我過敏嗎？

輕微的疼痛與局部敏感是疫苗常見的副作用。接種疫苗後四至十一天出現遲發性紅腫，並持續超過一周也是正常的，尤其是莫德納疫苗。如果發生這種情況，請服用抗組織胺止癢，例如西替利嗪，也可以使用普拿疼和冰敷來緩解不適。你仍然可以在社區接受第二劑疫苗，但為了安全起見，英國指南建議你在接種疫苗後觀察三十分鐘。不需要作過敏測試。

我對乳膠過敏。疫苗針筒會含有乳膠嗎？

輝瑞BNT、AZ、莫德納和嬌生的COVID-19疫苗製造商均公告，注射藥瓶不含乳膠。

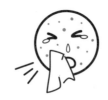

第 6 章
食物過敏入門

　　當你或是你身邊的人有食物過敏時，簡單地吃點東西都可以稱得上在玩踩地雷。打開任何一間廚房的櫥櫃，你就會看到一排的罐頭、零食和點心，上面標示著一大堆成分，通常都是些陌生又費解的名稱。這會讓守住食物過敏的第一道防線——避免引起過敏的食物——是一項真正的挑戰。

　　然而，根據歐洲過敏及臨床免疫學會（EAACI）指出，每當有一人對食物過敏，就有另外六人相信自己有食物過敏。[9] 一項研究評估了969位幼童的過敏狀況，有34.7％的父母報告食物相關的問題，但只有約5％的孩子真正患有過敏。[10]

　　這種高估主要有兩個原因。大家通常不容易去過敏專科看診，導致得到診斷十分困難，而且過敏檢測並不會給出明

9　A. Muraro et al. (2014), 'EAACI food allergy and anaphylaxis guidelines: Diagnosis and management of food allergy', *Allergy*, 69 (8), pp.1008–25

10　C. Venter et al. (2008), 'Prevalence and cumulative incidence of food hypersensitivity in the first 3 years of life', *Allergy*, 63 (3), pp.354–9

確的「是或否」答案，來判斷你是否過敏。我見過許多病人基於血液檢測而被誤診為食物過敏。除此之外，在我們生活的世界裡，我們愈來愈常將矛頭迅速指向食物，幾乎每天都會有許多食物原料被稱讚為超級食物，或被詆毀為過敏或不耐受的原因。超市很快就跟上這波商機，推出一大區「不含某成分」的商品。

好消息是，如果你還在努力試圖找出是哪一種食物害你有症狀，那你滿可能並沒有食物過敏。如果你患有食物過敏，通常你會知道罪魁禍首是什麼食物，而且每一次吃得夠多都會起反應（這條規則有些罕見的例外，請參見第8章）。

醫師會將對食物的反應區分為有毒性及沒有毒性的。我們大多數人都會在某些情況不幸遇上「有毒性」的反應，比如食物中毒。某些類型的食物中毒甚至可以模仿食物過敏——最著名的是鯖魚（見下文）。

鯖魚食物中毒（Scombroid food poisoning）

鯖科（*Scombridae*）的家族成員有許多我們熟知且經常食用的魚類，包含鯖魚、鮪魚、鬼頭刀、旗魚和鰹魚。如果在捕獲它們時沒有正確冷藏，細菌過度生長，可能會導致魚肉中的組織胺累積含量

過高。所以如果有人吃下這些魚，就可能會出現與過敏反應一樣的症狀。症狀可能快到在進食後五分鐘內就開始出現，也可能延遲到長達兩個小時後。魚在食用時通常具有金屬味。症狀通常持續長達二十四小時，在嚴重的情況下，人們可能需要前往急診室，接受藥物和點滴治療。

其他的食物反應是沒有毒性的，可能是：

- 免疫反應，而且是因為具有對某種食物特定的 IgE ——也就是食物過敏。
- 免疫反應，而且不是因為具有對某種食物特定的 IgE（參見第 8 章）。
- 不是因免疫系統導致——也就是食物不耐症（參見第 1 章）。

是時候來上食物過敏第一課了

食物過敏是個龐大且重要的領域，病人經常帶著一大串問題來我的門診——這些可能是你也想要知道解答的問題。

食物過敏有多常見？

　　世界過敏組織（World Allergy Organization）估計，全球2.5％的人患有食物過敏。數字範圍從1 ～ 10％不等，取決於不同的國家，因為食物過敏檢測很複雜，而各國能夠到專科門診取得診斷的容易度也不同。然而，數據表明，與歐洲、美國和紐澳相比，中國（包括香港）、俄羅斯和印度的食物過敏顯著較少。[11]

哪些食物最常造成食物過敏？

　　兒童最常見的食物過敏原是蛋、牛奶和花生，而新鮮水果、花生、堅果和貝類與甲殼類海鮮在成人中占多數。[12]大約90％的過敏性休克反應肇因於下列食物之一所含的蛋白質：

11　J. Li, L. M. Ogorodova, P. A. Mahesh et al. (2020),　'Comparative study of food allergies in children from China, India, and Russia: The EuroPrevall-INCO surveys', *Journal of Allergy and Clinical Immunology: In Practice*, 8 (4), pp.1349–58

12　European Academy of Allergy and Clinical Immunology (EAACI) (2014),　'Food Allergy & Anaphylaxis Public Declaration', dgaki.de/wp-content/uploads/2014/04/Food AllergyAnaphylaxisPublicDeclarationCombined.pdf

- 花生
- 堅果
- 牛奶蛋白（CMP）
- 雞蛋
- 魚
- 蝦
- 大豆
- 小麥
- 芝麻

　　然而，差不多每一種食物的蛋白質都有可能導致過敏反應（我曾經治療過五花八門的案例，包含蜜蜂花粉、酪梨和魚卵）。脂肪和碳水化合物不會引起過敏反應，唯一的例外是 α-半乳糖（alpha-gal），它會引起紅肉過敏（參見第 7 章）。

　　此外，對食用色素、防腐劑等食品添加物的真正 IgE 過敏情況極為罕見，而且這些案例通常是自我報告，而未經證實。有個例外是紅色食用色素胭脂紅（用於深紅色小蛋糕、優酪和飲料），它實際上是碾碎一種叫做胭脂蟲（cochineal）的昆蟲所製成，色素富含蛋白質，是引發過敏性休克的已知

原因。[13]

　　好消息是，在世界上許多地方，食物過敏患者的比例可能都正趨於穩定。一項2018的澳洲研究發現，過去十五年間，食物敏化在幼兒間的盛行率皆未有顯著變化；而儘管敏化與過敏不是同一件事情，但也不大可能在敏化保持相同時，過敏患者卻增加。[14]與此同時，雖然在英國的食物過敏性休克增多，致死率卻下滑了大約80％。[15]所以，對此類患者而言，存活的可能性較以往大幅提升。

　　然而，由於沒有人能預測誰會因為食物導致的過敏性休克反應而過世，加上食物是我們日常生活的一部分，被診斷出食物過敏經常引起壓力、焦慮和社會疏離。諸如購物和烹飪這類日常行為都可能花費更久的時間，也變得更加複雜。每隔幾個月，頭條上就出現令人痛心的食物過敏致死案（通

13　S. Voltolini et al. (2014), 'New risks from ancient food dyes: Cochineal red allergy', *European Annals of Allergy and Clinical Immunology*, 46 (6), pp. 232–3

14　Rachel L. Peters et al. (2018), 'The Prevalence of Food Sensitization Appears Not to Have Changed between 2 Melbourne Cohorts of High- Risk Infants Recruited 15 Years Apart', *Journal of Allergy and Clinical Immunology: In Practice*, 6 (2), pp.440–48

15　A. Baseggio Conrado et al. (2021), 'Food anaphylaxis in the United Kingdom: Analysis of national data, 1998–2018', *British Medical Journal* (Clinical research edn), 372, n.251, doi.org/10.1136/bmj.n251

常是兒童或青少年），不僅讓大眾更加注意此議題的潛在嚴
重度，也加深病患與其家屬的恐懼——而我對此感受太深
了。

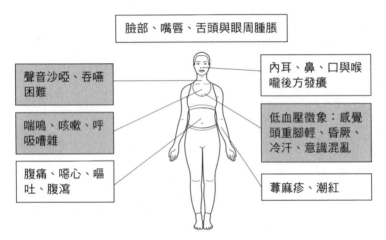

臉部、嘴唇、舌頭與眼周腫脹

聲音沙啞、吞嚥
困難

喘鳴、咳嗽、呼
吸嘈雜

腹痛、噁心、嘔
吐、腹瀉

內耳、鼻、口與喉
嚨後方發癢

低血壓徵象：感覺
頭重腳輕、昏厥、
冷汗、意識混亂

蕁麻疹、潮紅

以上症狀有可能以任何組合出現。深底色方框是可能轉為過敏性休克
的徵象。

食物過敏的症狀有哪些？

哪些食物最有可能
導致嚴重的過敏反應？

　　某種層面上，如果你患有食物過敏，這個問題的答案其
實並不重要，重要的是適當的方法與對策，以降低你對自己

會過敏的食物發生反應的風險。不過，花生、核桃以及榛果是在英國和歐洲引發成人及兒童致命反應的最常見食物。然而，在過敏專科醫師之間，包括我自己，最大的擔憂卻是牛奶蛋白。過去二十年間，肇因於意外暴露於牛奶蛋白的死亡案例正在增加，在英國兒童致命反應中占驚人的 26％ 比率。[16] 原因仍不清楚，但可能是由於牛奶蛋白存在於許多食物中，卻又藏得很隱密。從口香糖到熱狗，幾乎到處都有牛奶蛋白。

我對食物的每一次過敏反應都會比上一次更糟，這是真的嗎？

不是！這是個迷思，並且經常被醫療人員散播給患者，可能是缺乏正規訓練的結果。並沒有特定方式能夠預測未來過敏反應會是如何。有多重因素會影響過敏反應的嚴重程度，包括攝取的食物量、是否患有氣喘、以及得到腎上腺素治療的速度。「閾值劑量」也會影響反應的嚴重度。讓我解釋得清楚一些：想像你是個跳高選手，正準備要跳過橫桿。

16　同前註

把那根橫槓想成若要發生過敏反應，你需要吃下的過敏原的量，這就是你的「閾值劑量」，這個量因人而異。舉例而言，平均一顆花生含有300毫克可能引發過敏的花生蛋白質。有些人吃下30毫克會有反應，而其他人可能只要3毫克就會引起發反應。研究指出，疲勞與運動會大幅降低閾值劑量，[17]也就是會對更少的過敏原起反應；我們還懷疑，病毒感染、非類固醇抗發炎藥（NSAID）、酒精與壓力也會降低閾值劑量。

我可以被「篩檢」出有食物過敏嗎？

世界知名的兒科過敏學家，俄亥俄州全國兒童醫院（Nationwide Children's Hospital in Ohio）的醫師兼教授，大衛・史圖克斯（David Stukus）曾在推特上寫道：「我花了相當多的時間在『反診斷』食物過敏，通常是因為不適當的檢測而導致的誤診。我為那些以為有過敏但其實沒有的家庭感到難過。」

---

17 S. Dua et al. (2019), 'Effect of sleep deprivation and exercise on reaction threshold in adults with peanut allergy: A randomized con- trolled study', *Journal of Allergy and Clinical Immunology*, 144 (6), pp. 1584–94

這是每一位過敏專科醫師都頗有共鳴的情景。要診斷食物過敏，第一步也是最重要的一步，就是取得完整且詳細的疾病史，作為解讀皮膚點刺和特定IgE血液檢測結果的參考。雖然這些檢測對於診斷食物過敏必不可少，但需要專門的技術才能解讀；而且不像懷孕檢測會有一刀兩斷的陽性/陰性結果。偽陽性很常見，尤其是在蕁麻疹的病人身上，他們的IgE總量偏高，因此會干擾過敏血液檢測的結果。偽陰性的情況亦時有耳聞。皮膚點刺所得到的反應面積或是特定IgE的含量都不能預測過敏反應的結果，而是合理描繪出患有過敏的可能性。

所以，如果有人讓你去做「過敏篩檢」，最好打退堂鼓。雜亂無章的檢測大概是你所能夠作出最糟糕的事了。我有好些病人，因為一些不適當的測試，而毫不必要地完全不吃某一類食物，而他們事實上根本沒有過敏。

我該去檢測食物不耐症和食物敏感嗎？

在網路上搜尋「食物不耐症檢測」，會跑出上千個網站和診所提供相關服務，但拜託請不要浪費你的金錢。這些檢測包含 Vega 檢測（電診斷）、運動機能學、食物生物共振和IgG檢測等，全都既昂貴又未經證實。

為什麼你該遠離IgG血液檢測

　　在網路上最常見又缺乏科學證據的檢測，就是IgG檢測。許多公司提出可以檢測超過200種常見食物的誘人願景，這很全面，但也沒有任何意義。血液中該檢測的不是IgG，而是導致食物過敏的元兇IgE。存在IgG代表接觸到某種食物，而非過敏，並且只是表示你最近吃了些什麼，而非這是否對你有害。陽性的IgG檢測結果是免疫系統正常的徵兆，而且陽性可能實際上代表可以耐受某樣食物，而非不耐症。如果你認為自己患有未被診斷出的食物過敏，與你的家庭醫師討論，若需要可將你轉介至過敏專科（參見第13章）。

我的孩子會在長大後擺脫食物過敏嗎？

　　大多數兒童在進入小學的年紀後，就不再對牛奶、雞蛋、小麥和大豆過敏，但是只有10～20%的兒童可以擺脫堅果過敏。更多關於個別食物過敏原的資訊，請參見〈附錄一〉。[18]

18　A. Nowak-W grzyn (2015), 'What makes children outgrow food allergy?', *Clinical & Experimental Allergy*, 45 (11), pp.1618–20

食物過敏能夠被治療嗎？

目前並沒有食物過敏的「解藥」，但是有一些治療方式，比如免疫療法，或對食物「減敏」，這可以說服免疫系統某樣特定的食物並不是威脅。這類療法的目的是保護患者，若意外攝取過敏原，可倖免於過敏性休克。所以如果某位對花生過敏的病人接受「花生減敏」，就不需要那麼擔心交叉污染或是在外用餐的風險。

所以這是怎麼辦到的？就像所有的免疫療法一樣，有兩個階段：劑量提升階段以及維持階段。在劑量提升階段，患者會逐漸開始食用過敏原，比如花生，先從很低的劑量開始，然後緩慢增加。這可以在醫院裡花上好幾天，或是花費數週的時間，一開始先在醫院裡食用，之後在家。一旦達到最高劑量，患者就進入維持階段，餘生都要繼續攝取這個最高劑量。以花生的情況，大約是300毫克——或是一粒花生米的蛋白質含量。

必須維持如此的常態攝取，才能繼續說服免疫系統這種食物不是威脅。這是一個沒有明確終點的療法，為了維持耐受性，可能要永無止盡地攝取堅果、雞蛋或牛奶（或任何要減敏的食物）——與毒液免疫療法相反，大多數毒液免疫療法的患者在一段療程結束後，便能視為已痊癒。

　　是否要嘗試食物過敏的減敏，很大部分取決於個人選擇。有些患者與家屬非常喜歡這個方法，而有些人偏向選擇迴避過敏原的策略（關於優缺點，請參見下列表格）。在英國，有受訓的過敏專科醫師並不多，過去的減敏大多侷限於研究範疇。但在2020年，美國食藥署（FDA）與歐洲執委會（European Commission）雙雙批准使用帕弗齊亞（Palforzia，中文名為暫譯）。這是一種藥品等級的花生免疫療法口服錠劑，對患者以及過敏專科醫師都能讓花生減敏更加容易。2021年12月有更好的消息，英格蘭國民健保署同意讓多達2,000位兒童使用帕弗齊亞。我的期望是，這可以讓英國國民保健制度未來提供更多機會給對花生減敏感興趣的病患。

食物過敏減敏療法的優缺點

優點	缺點
大幅改善生活品質，並減低焦慮。在某些食物會汽化的場所裡可以更加放鬆，如對牛奶蛋白過敏的你也可以去咖啡店。	比起迴避食物，治療過程更有可能發生過敏性休克。若是已經管控好幾年未發生過敏性休克，這尤其令人驚慌失措。若是多重反應出現，可能會對生活品質有負面影響。
能夠降低因為意外暴露於過敏原，而嚴重至危及生命的風險。	很可能有輕微的反應和慢性症狀，比如腹痛。由於每天都在攝取過敏原，這是可預見的。
在飲食中增加新的食物更加容易，特別是如果原本是避免「可能含有」過敏原的食物。	當孩子長大，尤其是進入青春期後，可能不會想死硬遵守計畫。
	可能十分昂貴，且相關治療很難找。

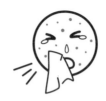

第 7 章

比小說更離奇：
你可能沒聽過的食物過敏

前面章節已談論到食物過敏展現的信號，也就是某人意外吃下已知的過敏原，接著出現嚴重程度不一的反應。但有些類型的食物過敏更加細膩而複雜，或是需要非常特別的環境才會引發反應。

在這一章裡，我會繼續深入食物過敏的迷人世界，包括與花粉熱有關的食物過敏、乳膠過敏、壁蝨叮咬、甚至我曾有的一位病人，她相信她對跨年過敏。

案例探討：麥羅

麥羅是個十六歲的男孩，被家庭醫師轉介至我的門診。生吃水果會讓他的嘴巴發癢，並且覺得喉嚨不舒服。他沒辦法協助父母準備星期日午餐的蔬菜，因為替胡蘿蔔、歐洲蘿蔔和馬鈴薯削皮都會令他的手部發癢。讓人不

解的是，麥羅可以平安無事地吃蘋果派、罐頭桃子、還有
一大堆的烤胡蘿蔔、烤馬鈴薯及烤歐洲蘿蔔。大家都覺得
困惑無比，但事實上，麥羅是花粉食物症候群（PFS）的
經典案例，在英國約有2%的人患有這種疾病。[1]

花粉食物症候群

　　花粉食物症候群指的是會對生鮮蔬果、某些堅果及大豆
裡的特定蛋白質起反應，這類蛋白質在結構上與一些花粉的
蛋白質（比如樺樹、艾蒿、豬草和牧草）很相似，因此，當
對其中一種花粉過敏的人吃到相關的食物時，免疫系統被搞
糊塗了，認為他們吃了滿嘴的花粉。這種過敏反應通常較輕
微，像是口腔與嘴唇發癢、喉嚨些微不適、發癢和緊縮、或
是打噴嚏等。嚴重反應很罕見，至少90％的患者不需要隨
身攜帶腎上腺素。

1　I. J. Skypala, S. Bull, K. Deeganetal. (2013),　'The prevalence of PFS and
　prevalence and characteristics of reported food allergy: A survey of UK adults
　aged 18–75 incorporating a validated PFS diagnostic questionnaire' , *Clinical &
　Experimental Allergy*, 43 (8), pp.928–40

在這些蔬果或堅果被烹飪或做成罐頭的過程中，能引發交互反應的蛋白質通常會被破壞——這就能解釋為什麼麥羅可以隨心所欲地享用蘋果派，卻會在吃下新鮮蘋果後過敏。

在英國和歐洲，樺樹花粉是最常導致花粉食物症候群的原因，大約三分之二的樺樹花粉過敏患者會發生花粉食物症候群。對有種子的果實過敏的情況較多，對大豆和根莖類過敏則較少。在美國和加拿大，對豬草過敏很常見，引發交互反應的食物有香蕉、小黃瓜、香瓜、葵花籽和節瓜等。在東歐，花粉食物症候群通常發生在對艾蒿花粉（可以與西洋芹、胡蘿蔔和某些香料的蛋白質引發交互反應）過敏的患者身上。罕見情況下，花粉食物症候群也會由牧草花粉（可以與生番茄、香瓜和桃子引發交互反應）引發。

如何診斷花粉食物症候群？

區分食物過敏是否與花粉有關很重要。如果你懷疑自己患有花粉食物症候群，需要去看過敏專科醫師，透過皮膚及血液檢測再加上詳細的疾病史才能確診。過敏專科醫師會端詳你過去的檢測結果和過敏反應的嚴重程度，來判斷你是否

需要可注射的腎上腺素。花粉食物症候群的患者不會對每一種與花粉含有相似蛋白質的生鮮蔬果都起反應，所以你只需要避免會讓你過敏的蔬果就好。

如果你的過敏原是大豆，或是你不確定自己是否對大豆過敏，避免食用豆漿、豆奶優格和豆花，裡面含有大量的大豆蛋白質。

花粉食物症候群指南

如果你患有花粉食物症候群，避免飲用令你過敏的蔬果所製成的新鮮果汁或雪泥。跟食用固體相比，飲用液體會讓人更迅速接觸到大量的濃縮過敏原而引發更嚴重的反應。超市冷藏櫃販售的果汁和雪泥則通常無妨，因為經過滅菌。在花粉季時要對飲食格外小心，許多患者的症狀會在花粉季加劇。有一種可以消除症狀的方法就是烘烤或加熱食物，因為高溫可以摧毀那些引發花粉食物症候群的蛋白質。食用罐頭食物也有可能限縮過敏反應。在食用前將蔬果削皮也可能有幫助，因為這些討人厭的蛋白質常常集中在表皮。

乳膠水果症候群

　　乳膠是一種由橡膠樹液所製成的天然橡膠，可能會造成過敏反應。由於現在較少使用，過去二十年間，乳膠過敏的人數已經急遽下降。如今接觸到乳膠的主要來源是保險套和氣球，或者像是無菌手套和某些導尿管之類的醫療器材。

　　據估計，約有30～50％對乳膠過敏的人患有乳膠水果症候群。[2]就像花粉食物症候群，有些水果也含有與乳膠成份相似的蛋白質，而誘發過敏症狀。常見會引發交互反應的水果有酪梨、香蕉、奇異果和栗子。過敏反應的嚴重程度因人而異，與花粉食物症候群一樣，除非造成困擾，否則不需要常規迴避這些水果。

食物依賴型運動誘發
過敏性休克（FDEIA）

　　運動是健康生活習慣的一部分，但對我見過的某些病人

2　S. Wagner and H. Breiteneder (2002), 'The latex-fruit syndrome', *Biochemical Society Transactions*, 30 (6), pp.935–40

而言，運動可能會在某些特定情況下要他們的命。食物依賴型運動誘發過敏性休克（FDEIA）最早的描述見於 1979 年，一位住在科羅拉多州丹佛市的長跑者困擾於嚴重程度不一的過敏反應。[3] 負責治療他的過敏專科醫師發現，問題出在他吃下貝類與甲殼類海鮮後再長跑數個小時，這樣的組合與過敏有關。於是這位仁兄跑步前再也不吃貝類與甲殼類海鮮，從此再也沒有過敏性休克的問題。

FDEIA 的成因尚不清楚，但主流理論是，當運動時，心血管系統會重新分配血液，輸送較多血液至正在活動的肌肉，因此其他部位如腸道的血流就較少。這使得消化速度減慢，食物停留在腸道的時間增長，因此吸收的過敏性蛋白質更多，引發反應。

我們大約平均每個月會在門診見到一、兩個 FDEIA 的病人，這又是一種過敏專科醫師必須化身偵探，試著尋尋覓覓究竟發生什麼事的過敏性疾病。在我的門診裡，最常見的罪魁禍首是小麥而非貝類與甲殼類海鮮，不過許多不同的食物都曾有報告指出可引發 FDEIA，包含番茄、雞蛋和牛

3　R. M. Maulitzetal. (1979), 'Exercise-induced anaphylactic reaction to shellfish', *Journal of Allergy and Clinical Immunology*, 63 (6), pp.433–4

奶。[4]

　　通常要吃下一定量的過敏食物才會導致過敏反應，但運動不一定要激烈：跑步趕火車、或甚至在派對裡跳舞，可能就足以引發反應。對某些患者而言，服用非類固醇抗發炎藥（NSAID），比如布洛芬（ibuprofen），也有如運動般的效果。

案例探討：莎拉

　　五十四歲的莎拉是個特別讓人難忘的案例，她被轉介給我的時候，患有「跨年過敏症」。有364天莎拉都過著健康快樂的生活，但她連續三年的12月31日都因為嚴重的過敏性休克而送醫。不意外地，她開始恐懼跨年活動。

　　與莎拉會談後，事情逐漸明朗，每個跨年夜都有三項關鍵出現：依照跨年傳統，先來點雞尾酒蝦仁開胃；莎拉還會小酌幾杯以迎接新年到來；接著，她喜歡跳舞一整夜。她可以分別吃蝦子、喝酒和運動（跳舞），而不會有任何問題，但當三樣元素加在一起時，就引爆麻煩了。

4　B. Minty (2017), ‘Food-dependent exercise-induced anaphylaxis’, *Canadian Family Physician / Le Médecin de famille canadien*, 63 (1), pp.42–3

如何診斷 FDEIA？

需要詳細的疾病史，再利用皮膚點刺和血液檢測〔若是因小麥引起的FDEIA，通常針對 ω-5-麥膠蛋白（omega-5 gliadin）這種小麥蛋白質的IgE濃度會上升〕。大多情況下，吃下食物兩個小時內會發生反應，但也有些病人花的時間久得多。這也是為什麼，一旦確認病人患有FDEIA，我們會建議飲食後至少等候四小時再運動。

壁蝨叮咬與紅肉過敏

牛排佐炸薯片在許多人心目中是美食的代名詞，然而對某些人而言，卻可能招致災難。過去二十年間，對紅肉與內臟過敏的問題在世界上許多地方都逐漸浮現，而這都是壁蝨惹的禍──這是一種小型的昆蟲，以動物（包括人類）血液維生。壁蝨以引發如萊姆病（Lyme disease）等疾病聞名，但也在食物過敏近期新興的有趣領域佔有一席之地：α-半乳糖症候群（alpha-gal syndrome），又稱為紅肉過敏症（mammalian meat allergy）。

α-半乳糖天然存在於所有的哺乳動物體內，除了黑猩猩與人類等雙足哺乳類例外。通常 α-半乳糖會順利通過消

化道,被免疫系統所「忽略」。然而,有些人因為反覆遭壁蝨叮咬,於皮膚接觸到 α-半乳糖,而可能產生針對 α-半乳糖的IgE抗體,於是在食用紅肉時便發生過敏反應,通常很嚴重。難以解釋的是,這種反應通常會延遲二至六小時,但是也有些反應可以快則數分鐘內,或慢則長達二十四小時才出現。家禽體內沒有 α-半乳糖,因此對 α-半乳糖過敏的患者仍可食用雞肉、火雞肉和鴨肉。不過,牛奶、雞蛋、起司和明膠可能會對某些患者造成問題。

α-半乳糖是一種醣類。在前面章節提過,食物過敏是由蛋白質引起的。因此,過敏學界發現有一種過敏症的患者居然是對碳水化合物反應時,感到十分震驚。

對 α-半乳糖的過敏在中南美洲和澳洲有許多文獻記載,在歐洲也有一些案例,但較不普遍。壁蝨已經離我們愈來愈近,在2021年四月,英國第一批對 α-半乳糖過敏的三位患者被發表於期刊上。[5]如果想知道如何預防壁蝨叮咬,疾病管制局的網站是非常有用的資源。[6]

5　R. A. Bansal et al. (2021),　'The first reported cases of meat allergy following tick bites in the UK', *Journal of the Royal Society of Medicine Open*, 12 (4); doi. org/10.1177/2054270421996131

6　欲了解更多,請參見:www.cdc.gov/lyme/prev/on_people. html

如何診斷 α- 半乳糖過敏？

如前述其他例子，一樣需要詳盡的病史，再加上皮膚點刺與血液檢測。

新型「過敏」：
脂質轉移蛋白過敏

「天天五蔬果」是大家都朗朗上口的原則，蔬食主義也蔚為風尚，隨著這股多多攝取蔬果的潮流，一種新型且更加嚴重的過敏正同時浮現——脂質轉移蛋白（LTP）過敏，這種蛋白質會存在於水果、蔬菜、堅果、種籽和穀物裡，並引發這種過敏反應。脂質轉移蛋白在所有的水果、堅果、種籽和蔬菜裡都能找到，又以果皮與核的含量最高。常見引起刺激的食物包含核果（stoned fruit）、蘋果、番茄和榛果、杏仁和核桃等堅果。

脂質轉移蛋白過敏最早在地中海區域被發現，也在該地有許多記載，但近年來，我們在英國見到愈來愈多對脂質轉移蛋白敏化的患者。就像許多狀況一樣，一旦去尋找，我們就會發現更多的患者。與花粉食物症候群不同，脂質轉移蛋白過敏患者對熟的和生的蔬果都會有過敏反應，雖然並非總

是如此。這種新型過敏的另一項特徵是反應似乎與輔因子（co-factor）高度相關，比如運動、酒精、或服用非類固醇抗發炎藥，一般相信這些輔因子會以某種方法加強食物的吸收。因此這類反應也很難診斷，過敏專科醫師又得當起偵探。對過敏專科醫師而言，解開謎團並診斷是令人滿足的事，這也讓許多患者感到歡欣，終於了解自己身上過敏反應的謎團真相。

在這個例子中，成因是什麼？確切的原因仍未知。有大量理論被提出，但具有最多證據的說法是，患者對樹木與野草花粉中所含的脂質轉移蛋白過敏，因此當食用含有脂質轉移蛋白的蔬果時，便會發生反應。[7]

如何診斷脂質轉移蛋白過敏？

一如往常，第一步就是詳細的疾病史。若遇到複雜的食物過敏案例，過敏專科醫師會花上可觀的時間來推敲反應與環境之間的關聯，對此請不必過於驚訝。如果懷疑是脂質轉

7　S. Scheurer et al. (2021), 'The Role of Lipid Transfer Proteins as Food and Pollen Allergens Outside the Mediterranean Area', *Current Allergy and Asthma Reports*, 21 (2), doi.org/10.1007/s11882–020–00982–w

移蛋白過敏，有一些稱為「成分過敏原檢測」（component allergen tests）的巧妙測試可以檢查。針對食物內不同的過敏性蛋白質，有不同的特定 IgE。測量這些 IgE 後，過敏專科醫師便能測量其中針對一系列蔬果內脂質轉移蛋白的 IgE 有多少，再結合相關的皮膚點刺檢測，醫師便能夠確定診斷，並給予患者個人化的建議。

第 8 章
遲發性食物過敏

　　如果我在社群媒體上舉辦投票，請大家提供一個單字來總結過敏反應，我敢打賭大多數人會提供「迅速」或「立刻」。但就像第一章提過的，過敏反應並非總是肇因於針對特定過敏原的IgE，也可能牽涉到免疫系統的其他部分。

　　這些反應被稱為「非IgE調節過敏」（non-IgE-mediated allergy），較為罕見，同時因為反應較慢發生，也常被稱為遲發性食物過敏（delayed food allergy）。這類過敏的特徵並不包含過敏性休克，因此腎上腺素無用武之地，通常要診斷又更為困難。這一章將會介紹三種遲發性食物過敏：遲發性牛奶蛋白過敏（CMPA）、十分罕見但很重要的嗜伊紅性食道炎（EoE，參見本章〈嗜伊紅性食道炎〉）以及食物蛋白誘導性小腸結腸炎綜合症候群（FPIES，參見本章〈食物蛋白誘導性小腸結腸炎綜合症候群〉）。

遲發性牛奶蛋白過敏

　　據估計，1%的嬰兒患有牛奶蛋白過敏，症狀通常會在飲用牛奶的數小時或數日後才發作。診斷非常棘手，因為許多症狀與其他嬰兒的常見疾病重疊，比如嘔吐、絞痛、胃食道逆流、便祕、腹瀉、拒絕進食以及有點常「吸鼻子」。這些症狀既模糊又普遍，加上配方奶產業大力促銷，使得部分兒科醫師認為這就是為什麼特殊配方奶的需求直線上升數倍，遠超過對牛奶蛋白過敏的1%幼兒所需的量。[1]

　　除此之外，由於這些症狀沒有明顯特徵，家長經常在確診前延遲回報狀況；家庭醫師沒有能夠執行的過敏檢測來確認診斷。

　　如果你正在閱讀這些文字，並懷疑你的寶寶患有遲發性牛奶蛋白過敏，你需要問自己下列表格中的三個問題。另一項值得注意的點是，體重下降並不是遲發性牛奶蛋白過敏的常見症狀。

　　如果你的家庭醫師或兒科醫師同意可能是遲發性牛奶蛋

1　D. Munblit et al. (2020), 'Assessment of Evidence About Common Infant Symptoms and Cow's Milk Allergy', *Journal of the American Medical Association Pediatrics*, 174 (6), pp.599–608

白過敏，那麼你的寶寶需要開始無乳製品飲食。若孩子為母乳哺餵，這代表母親需要在飲食中排除乳製品（同時應當補充維他命D以及鈣質）。若孩子飲用配方奶，有一些專門替牛奶蛋白過敏的嬰孩設計的奶粉。接下來，**必須**在二至四週後再度**攝**取乳製品，以確認或排除過敏診斷——否則你永遠也不會曉得，試驗期間症狀改善究竟是因為禁絕乳製品，或者只是單純的巧合。

另一種更為罕見的遲發性牛奶蛋白過敏是牛奶蛋白誘發的直腸結腸炎。通常會在嬰兒約兩個月大時出現這種疾病，嬰兒的尿布裡會有血，除此外全身都很健康。在母乳哺餵的嬰兒身上較常出現此種狀況，通常母親轉為無乳製品飲食後即可迅速解決。

好消息是，遲發性牛奶蛋白過敏通常在嬰兒超過十二個月大後就不藥而癒，牛奶蛋白誘發的直腸結腸炎也通常在兩歲後就不再發生。當孩子逐漸長大，便可以逐漸重新開始喝牛奶，利用「牛奶階」（milk ladder）——分階段一步步增加牛奶的量。牛奶階一共有十二階，從麥芽牛奶餅乾開始，結束於一小杯的牛奶。

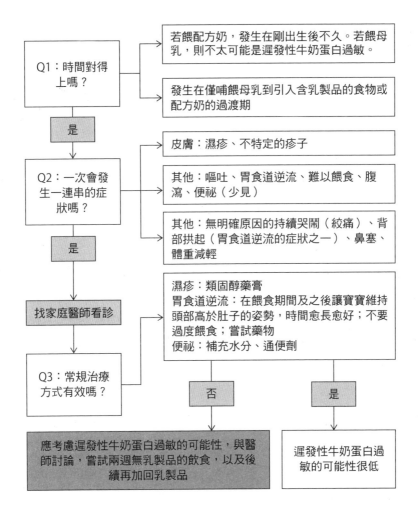

有可能是遲發性牛奶蛋白過敏嗎？
三個該問的關鍵問題

單是食物過敏很少導致濕疹，而且不必要地禁絕某些食物可能會傷害你（假如正在授乳）和你的寶寶（可能會增加發生即發性過敏的風險）。偶爾，在非常敏感的嬰孩身上，母乳中微量的乳製品可能會在剛出生不久即引發濕疹，但這是例外而非通則。食物過敏與濕疹之間的關係會在第14章詳加討論。

嗜伊紅性食道炎

嗜伊紅性食道炎是一種罕見疾病，較常發生於異位性體質（atopic）的人身上。[2]這種疾病是因為一種稱為嗜酸性球（eosinophils）的白血球聚集在食道（也就是連接嘴巴與胃的肌肉管道），使得食道發炎。[3]雖然目前仍十分罕見，但發生率似乎正在急遽上升。[4]疾病的成因不明，不過有可能

2　S. Khan, X. Guo, T. Liu et al. (2021), 'An Update on Eosinophilic Esophagitis: Etiological Factors, Coexisting Diseases, and Complications', *Digestion*, 102 (3), pp.342–56

3　同前註

4　P. Navarro et al. (2019), 'Systematic review with meta-analysis: The growing incidence and prevalence of eosinophilic oesophagitis in children and adults in population-based studies', *Alimentary Pharmacology & Therapeutics*, 49 (9), pp.1116–25

反映出食道微生物體的改變（嗜伊紅性食道炎患者較健康受試者有更多的食道細菌[5]）以及基因傾向。[6]患者分佈於各年齡層的兒童與成人，男性罹患的可能性高出三倍。[7]

患者出現的症狀範圍甚廣，包括：

- **嬰幼兒**：嘔吐、反胃、胃食道逆流、發育不佳以及拒絕餵食
- **較大的兒童**：胃食道逆流、嘔吐或腹痛
- **青少年與成人**：胃食道逆流、吞嚥困難以及食物經過時「卡」在往下通往食道的路上。

常見引發症狀的食物包括牛奶、雞蛋、小麥和大豆——但問題也不一定出在「卡住」的那些食物。

同樣，症狀多變且與其他疾病類似，表示此疾病可能診斷困難，但診斷至關重要：嗜伊紅性食道炎是一種終身的慢性病，若未接受治療，可能會導致食道受損。

一項義大利研究指出，從症狀第一次出現到確診，平均

5　J. K. Harris, R. Fang, B. D. Wagner et al. (2015), 'Esophageal micro- biome in eosinophilic esophagitis', *PloS One*, 10 (5), e0128346
6　G. T. Furuta and D. A. Katzka (2015), 'Eosinophilic Esophagitis', *The New England Journal of Medicine*, 373 (17), pp.1640–48
7　同前註

要花三年的時間[8]，而一項丹麥研究認為是十年。[9]延誤確診很可能反映出家庭醫師與腸胃專科醫師均對此知識不足。此外，嗜伊紅性食道炎患者似乎相當能夠面對不適，但當我在門診裡告訴病人我的懷疑是什麼，以及當我能說出這種疾病的名稱時，我感覺他們如釋重負。

若懷疑是嗜伊紅性食道炎，會給予病人為期六週的氫離子幫浦抑制劑（proton-pump inhibitor）治療，以抑制胃酸，然後檢視症狀是否改善。若有，則症狀並非嗜伊紅性食道炎所致，而是胃酸逆流。若症狀持續，並懷疑是嗜伊紅性食道炎，則需要由食道取活體組織切片，並測量嗜酸性球的數量，才能夠診斷。

治療方法通常包含吸入式類固醇以減少發炎，以及停止攝取多種食物，然後在過敏飲食專家的監管下，再度引入這

8 M. V. Lenti et al. (2021), 'Diagnostic delay and misdiagnosis in eosinophilic oesophagitis', *Digestive and Liver Disease: Official Journal of the Italian Society of Gastroenterology and the Italian Association for the Study of the Liver*, doi.org/10.1016/j.dld.2021.05.017
9 D. Melgaard et al. (2021), 'A diagnostic delay of 10 years in the DanEoE cohort calls for focus on education – a population-based cross-sectional study of incidence, diagnostic process and complications of eosinophilic oesophagitis in the North Denmark Region', *United European Gastroenterology Journal*, 9 (6), pp.688–98

些食物。一種新的生物製劑杜避炎（dupilumab，參見〈結論〉）未來可能也會是選項之一，從早期數據來看，它能夠抑制嗜伊紅性食道炎患者的食道發炎。[10]

食物蛋白誘導性
小腸結腸炎綜合症候群（FPIES）

FPIES是一種罕見但嚴重的兒童疾病，由於遲發性食物過敏——通常是牛奶或大豆所致——而引發腸道裡劇烈的發炎反應。在食物消化後約一至四小時，兒童會出現劇烈的嘔吐及精神萎靡，有時也會腹瀉。嚴重的反應可能會導致脫水及休克，許多病童因此需送急診。

若你的孩子出現一系列反覆的嘔吐，要詳細記錄每日的飲食，並與家庭醫師討論。若懷疑是FPIES，則需要兒科醫師投入。視乎你的居住地區，可以找一般的兒科醫師、兒科腸胃專科醫師或是兒科過敏專科醫師。迴避導致症狀的食物時，症狀便可紓解。幸運的是，這是一種大多數兒童長大後

---

10 J. D. Hamilton, S. Harel, B. N. Swanson et al. (2021), 'Dupilumab suppresses type 2 inflammatory biomarkers across multiple atopic, allergic diseases', *Clinical & Experimental Allergy*, 51 (7), pp.915–31

似乎便可擺脫的疾病，90％的兒童在三至五歲以後便不再有
FPIES。[11]

11 Y. Katz and M. R. Goldberg (2014), 'Natural history of food protein-induced enterocolitis syndrome', *Current Opinion in Allergy and Clinical Immunology*, 14 (3), pp.229–39

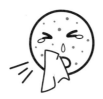

第 9 章
我該如何應付？
——與食物過敏共存

　　媽媽煮飯的香味、童年的慶生派對、該記住的慶祝大餐以及該遺忘的烹飪災難——食物是生活中如此核心的一部分。但是當患有食物過敏時，許多享受的時光就可能大打折扣。許多患者及家屬形容，要被旁人嚴肅以待實在不容易，還得面臨日常生活的壓力——比如逛超市、出外用餐、順手吃些點心、或是趕著搭飛機——都會引發焦慮，感覺走錯一步就會引發過敏。

　　當然，過敏會是個負擔，但不該阻礙你過著幸福快樂的日子。在本章，我將會協助你度過日常生活：從你能預期到的外食應注意的資訊，到確保航空公司具備過敏意識。我將提供一些簡單的策略以及核對清單，確認你是否準備萬全，並使這些經歷盡可能沒有壓力。

　　我也會列出一些食物擔任要角的重要時刻，包含開始上學以及參加孩子的生日派對。我也會討論當年輕人上大學或是第一次離家時，可以如何使同儕理解他們的過敏情況。

食物過敏與在外用餐

這一段的主旨是，你當然可以在餐廳裡與朋友或你所愛的人享用大餐，但你必須先練習多多注意，並做些功課，再來大快朵頤。

在外用餐的七大要訣

1. 身上備好藥物，並確認它處於有效期限內。確保同行人士都明白你發作的話該如何處理。
2. 一定要確認菜餚的成分，即使以前吃過也一樣——食譜可能會變換，廚師也可以更動食譜！
3. 做好功課：在餐廳吃飯有一半的樂趣來自打開菜單然後選擇要吃什麼，但對食物過敏患者而言反而充滿壓力。可以的話就事先訂餐，在網路上先看好菜單。如果有任何問題，先打電話確認。
4. 訂位選個好時間：週六晚上八點、或是在倫敦市中心西區的節目開演前，餐廳擠滿了人，工作人員也都忙翻天，這可能不是最適合用餐的好時機。如果你的時程沒有太多彈性——比方說，特別的聚餐或是公務出差——挑個餐廳沒那麼忙的時間，致電以討論你的過敏狀況。

5. 問問題：要有禮貌但明確。我可以了解你們的過敏原資訊嗎？請問你們準備餐點時，是怎麼樣考量過敏原的？如果你覺得沒有問到你需要的細節，就要求與主管對話。

6. 相信你的直覺：如果你對環境感到不舒服，或是對工作人員給你的資訊信心不足，那就離開。另外找個你有信心會照顧你的需求的地方。這真的不值得冒險。

7. 若要出國，考慮準備一張食物過敏的翻譯字卡（參見〈延伸閱讀及資源〉）。

十四種食物過敏原

　　根據歐盟法律，若銷售或提供的產品含有下頁列出的這十四種最重要也最常見的食物過敏原（見下圖），食品公司有揭露的義務。在英國脫歐以後，這條法律依然保留，且根據英國食品標準署（Food Standards Agency），無論內用或外帶，餐廳或咖啡廳都必須以書面告知過敏原資訊，不論是將過敏原資訊印在菜單上，或是簡短解釋如何獲得過敏原資

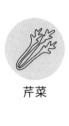

芹菜

含麩質之穀物
（比如大麥
和燕麥）

甲殼類
（比如蝦、
蟹、龍蝦）

蛋

魚類

羽扇豆
（與花生同科
的蔬菜）

奶類

軟體動物
（比如淡菜
和牡蠣）

芥末

花生

芝麻

大豆

亞硫酸鹽類
（若濃度
大於10 ppm）

堅果
（比如杏仁、榛果、
核桃、巴西堅果、
腰果、美國山核桃、
開心果和夏威夷豆）

十四種食物過敏原

訊，比如與工作人員對話。[1] 購買的食物類型以及食品公司的種類都會影響這些資訊提供的方式。[2]

（撇步：若你在世界上的其他地方閱讀本書，請查閱你們的食品標準當局網站，看看是否有類似的系統運作。）

（按：衛生福利部於 107 年 8 月 21 日公告「食品過敏原標示規定」，強制標示項目包含下列食品與其製品：甲殼類、芒果、花生、羊奶及牛奶、蛋、堅果、芝麻、含麩質之穀物、大豆、魚類、亞硫酸鹽類等。）

戴上你的醫療警示手環，而非用刺青記錄

醫療警示手環可佩戴在手腕上，能夠記錄健康狀況的細節、使用的藥物或是過敏症。網路上有許多選擇。對於確定患有食物、毒液或藥物過敏的人，我會推薦這類產品，以免碰到任何你無法表達自己有過敏症的情況。近幾年有股「醫療刺青」的風潮，（按：以刺青標記疾病或是其他醫療資訊），但這和手環完全不一樣！醫護人員可能不會

1　Food Standards Agency (2021), 'Food Allergy and Intolerance', www. food. gov.uk/safety-hygiene/food-allergy-and-intolerance
2　同前註

去看刺青，而即使看了，也不能確定是否要把刺青當真。

除此之外，如果你有過敏專科醫師寫的信，隨身帶著一份複本，或是在手機裡留存截圖，以便隨時取用。

購買食物及外帶

英國食品法律規定，若食品內含有前述之十四種過敏原任何其一，必須在標示上「強調」，或是容易在成份清單上看見——舉例而言，用斜體或粗體標示。（同樣，如果你身處其他國家，查詢當地的食品標示法律——比方說，澳洲就與英國有類似的系統。）

我該如何從即食包裝食品上辨認過敏原？

2016年七月，十五歲的娜塔莎·艾德南－拉佩盧（Natasha Ednan-Laperouse）搭乘從倫敦前往法國的班機時，因為吃下芝麻而不幸死於過敏性休克，那時她吃了一份從機場的三明治店買的「朝鮮薊、橄欖和橄欖醬」長棍麵包。這個案例登上了頭條，從那之後，她的雙親便努力不懈

要求修正英國食品法律，以保護其他可能像他們的女兒一樣不幸的人。2021 年 10 月 1 日，「娜塔莎法律」正式生效，要求食品公司在任何即食包裝產品（PPDS）上都必須完整標示成份。[3]

現在必須標示的即食包裝產品的例子包含：

- 在消費者選擇或點餐前，在現場便已包裝好的三明治與烘焙產品。
- 在現場包裝好、已可銷售的產品，比如披薩、烤雞、沙拉和杯裝義大利麵。
- 由肉販預先包裝好、已可販售給顧客的漢堡及香腸。
- 在市場攤位或流動攤販包裝後，由同一位經銷商送往他處販售的食品。
- 在學校、安養院或醫院提供的即食包裝產品。

散裝食品

若販售的散裝產品中含有十四種過敏原其一，麵包店或

3　National Allergy Research Foundation, 'Natasha's Law', www.narf.org.uk/natashaslaw

是熟食店等食品公司必須提供過敏原資訊。但散裝食品──可能是街頭小吃、市場攤販、自助餐或是電影院的爆米花──本身就帶有較高的交叉污染風險，最好盡可避免。

記住：如果你對列出的十四種過敏原以外的成分過敏，務必確認標示或是向工作人員詢問更多細節。

一定要檢查標示
──還有標示背後的意義

譚雅・瑞特（Tanya Wright）是一位專精於過敏的營養師，並於著作中分享她對食物過敏的第一手經驗。她寫道：「避免會引起過敏的食物及其衍生物極為重要。如果產品上有標示，就能確認成分；然而，了解成分的意思也很重要，你必須了解過敏性食物的每一種寫法。舉例而言，蠶豆（broad bean）和胡豆（fava bean）是同一種東西。一定要避開沒有標示或是你不知道成分的食物，不要冒險猜測它是否安全。有些食品上有警告標示，對於那些對微量過敏原反應的人會造成風險。這種標示可能有多種形式，比如：『本產品之生產工廠亦有處理○○』或是『可能含有微量的○○』，如果身上沒有過敏急救藥物，或是距離醫療資源很遠，在以前沒有攝取過這類食物的前提下，就該避免食用。

如果過去曾對微量的過敏原反應，就應該完全避免帶有這類警告標示的食物。」

警告：在某些國家，標示可能可以撕下來，在第一層標示的**底下**可能還會有更多其他的成分，所以一定要確認。

食物過敏患者搭飛機

大多時候，搭飛機都會讓人有些壓力，但如果患有食物過敏，焦慮加深更是情有可原。不同航空公司會實行不同的政策，使情況又更加複雜。同樣，事先準備絕不會錯，從訂票到登機，整趟航程都應該隨時將過敏這件事牢記於心。

- 確定你已經向旅遊保險公司申報你（或是你的孩子）的過敏症，以防你出門在外時需要理賠。
- 檢查航空公司的過敏政策——包括轉機航班，有可能會是不同的公司。英國過敏性休克運動基金會（Anaphylaxis Campaign）有個實用的網頁，上面列出了許多航空公司的過敏政策。[4]

4　Anaphylaxis Campaign, 'Airline Allergy Policies', www.anaphylaxis.org.uk/living-with-anaphylaxis/travelling/airline-allergy-policies

- 如果你在度假時必須帶著一大堆不會讓你過敏的食物，去了解航空公司是否能提供額外的行李重量。若有醫生證明，有些航空公司會提供。

- 航程中的食物：在訂票時，詢問是否有無過敏原的餐點可以訂購，或是自備食物上飛機。

- 抓準每一個時機告知你有過敏——包括訂機票、報到、登機、還有空服員提供餐點時。

- 當你進入機場時，包括候機室、酒吧和餐廳，要提高對過敏的警戒。提早抵達，找到合適的地方購買餐點，以便有充裕的時間去閱讀標示以及詢問工作人員。

- 檢查、檢查、再三檢查，你的登機手提行李裡面有沒有足夠的藥物？你的腎上腺素自動注射器有沒有過期？你有佩戴醫療警示手環嗎？確認所有的藥物在航程中都在伸手可及的範圍內，比如座椅上的置物袋，而不要堆在頭頂上方的置物艙。

- 帶一包濕紙巾在身上，一旦登機後，便擦拭座椅、扶手及餐盤。

確保孩子的在校安全

我一直對於我的病人和家屬如何處理食物過敏感到十分敬畏，他們能花費如此的時間與精力，以打造對過敏兒安全的環境。因此，當孩子進入新的階段，比如第一天上學時，可能會令食物過敏兒的家長十分恐懼，這完全情有可原。

在英國，學校有法律義務照顧學童的身體狀況，包括過敏。[5] 所有患有疾病的學童都適用一份稱為「個人健康計畫」（IHP）的文件，由家長與學校雙方同意。文件內容包含：

- 孩子的疾病與症狀細節。
- 每日要求，包含如自動注射器等藥物以及任何飲食需求。
- 將由誰管理藥物。
- 發生醫療緊急事件時的處理方式。
- 聯絡資訊，包含下一順位的親戚、家庭醫師、有些時候也包含孩子的過敏專科醫師。

5　Department for Education (2020), 'Allergy Guidance for Schools', www.gov.uk/government/publications/school-food-standards-resources-for-schools/allergy-guidance-for-schools

身為家長，我該如何讓學校
對過敏兒更安全？

家長最不希望看到的就是孩子不安全，或甚至因為缺乏對過敏的知識而被刁難。學校有法律責任確保孩子的安全，不過以下有些你可以採取的方法，以協助喚醒大眾意識並改變心態。

- **孩子的學校有多少過敏意識？** 英國過敏協會（Allergy UK charity）基金會有一份線上測驗，讓家長能檢查學校是否具備過敏意識。內容涵蓋學校（目前僅適用中學）是否有藥物管理政策與食物過敏政策。[6]
- **鼓勵孩子談論過敏。** 我並不是建議孩子把腎上腺素自動注射器當成下一堂說話課的材料，但是同學可能會好奇和發問。對孩子的過敏狀況保持誠實與坦白，有助於使他們的生活更趨正常。
- **建議對全校舉辦過敏教育**——教師與學生都包含在內。對於年紀較小的孩子，可以利用有談到過敏的故

---

6 Allergy UK, 'Whole-School Allergy Awareness and Management', www.allergyuk.org/information-and-advice/for-schools/whole- school-allergy-awareness-management

事書，從說故事時間開始。有一本很棒的小書叫作《露卡……不能吃肉的獅子》（*Luca… the Lion Who Couldn't Eat Meat*），作者是特爾莎・卡特摩（Tersha Cutmore），裡面有精美的插圖，傳達個體差異與過敏意識的重要觀念。

從派對到聚會：
掌握過敏兒的社交場合

過敏可以讓人變得極度孤立，特別是對於較年幼的孩子，一起玩耍和參加派對是讓童年充滿樂趣與友誼的重要途徑。這裡有些提醒，可以協助你的孩子走這段艱困的路途，既能維持安全，又不會錯過重要的社會連結與回憶。我最主要的建議就是，絕對不要害怕談論孩子的過敏症。你並不需要大驚小怪，或是變成「直升機」父母，只要留意你的孩子，並傳授重要的資訊，就如任何在你的立場的父母都會做的一樣。

- **簡單扼要地表達孩子的過敏狀況**。如今，家長邀請別人家的孩子來派對或是聚會時，已經愈來愈常先詢問有無過敏了。你應該要具體回答，並確定所有重要的資訊都傳達了。設身處地，假如你是對方家長，需要

知道什麼事情？你的孩子的過敏疾病是哪一種、過敏反應的症狀有哪些、需要什麼樣的藥物、以及緊急時該如何處理。

- **寫下來**。你可以在電話中或是學校門口透過口頭溝通這些過敏資訊，但一定要接著提供書面資訊，比如傳一段禮貌的訊息，或甚至利用下方的信件範例，和孩子的過敏性休克管理計畫（如果專科醫師有提供）夾在一起，然後放進孩子的包包裡。

給家長的信件範例

親愛的〔填入姓名〕

〔填入孩子的名字〕的〔填入過敏病名〕通知〔將這項資訊的字體放大，並加上底線和粗體〕

我的孩子對〔填入細節〕過敏。

過敏反應的症狀有〔填入細節〕。

需要使用〔填入任何使用的藥物〕。

若發生緊急狀況，〔寫下任何具體該採取的行動〕

我希望這封信能夠讓現在所有的工作人員及／或志工都讀過，並且在未來也提供給新進的工作人員閱覽。

若有任何疑問，請依下列方式與我聯繫：〔填入你的姓名、電話號碼及電子郵件地址〕

- **有任何問題嗎？**對另一位家長（或甚至其他的家庭成員）來說，要照顧你的孩子可能會讓他們覺得有些害怕。如果你感覺到他們不大確定，提醒他們可以問你任何問題，以使活動盡可能順利進行，讓你的孩子能盡情參與。
- **跟你的孩子說明**，假如過敏發作該怎麼處理。確定你有清楚表述過敏反應可能會是什麼感覺，並且如果感到不舒服，要立刻告訴某位大人。
- **自備零食**，如果有疑慮的話。

　　現今大多托育機構會堅持只提供由商店購買的生日蛋糕，以方便辨認其中的成分。然而，在派對和私人聚會，通常吃的是家裡手工製的三明治和點心，這就可能不容易追蹤成分來源。

　　我永遠記得我的一位病人（現在已經成年了），他對牛奶蛋白過敏。每年夏天他們家都會到海邊度假，但是當大家在海灘上享用冰淇淋時，他只能看著兄弟姊妹愉快大啖冰淇淋，而自己啃著乾巴巴的空甜筒。

準備一個小餐盒，裝滿你的孩子最喜歡的零嘴或點心，好讓他們不會錯過任何快樂的時光。

自力更生：
給年輕人的食物過敏指南

上大學或是第一次離家是個讓人非常興奮的時刻：新朋友、新環境……以及對食物過敏患者而言，新挑戰。

案例探討：阿奇

阿奇被診斷出對牛奶蛋白過敏時只有兩歲。在童年時期，他的父母像許多人一樣，在向親朋好友解釋他的過敏症時，面臨過許多的挑戰，而且有些親友特別不能理解──有位格外熱心的阿姨堅持他只是「有點小過敏」，脫脂牛奶肯定不會傷害他。接著是聚會和派對：擔憂阿奇能不能吃這個、這種食物是否安全的、還有不能吃生日蛋糕時的哭鬧。阿奇的媽媽克萊兒每次讓他參加聚會時，即使是很熟的朋友，都還是會覺得滿腹糾結。

當阿奇長成青少年後，事情開始變得簡單一些。雖然生性害羞，他逐漸建立起談論過敏的信心。他知道什麼食

物會引發過敏，也了解過敏反應的徵象。當他進入中學時，他的父母都在該校擔任教師，因此要讓教職員和同學理解他的過敏症變得容易許多。

青少年時期的阿奇努力向學，後來得到在大學唸經濟學的入學許可。然而，唯一的癥結點是大學距離家中有兩個小時車程。克萊兒說，她感到腹中熟悉的糾結感又回來了：必須對新朋友解釋他的過敏，還有在宿舍的共用廚房裡交叉污染的風險。所幸，阿奇從容地自己解決了這些問題。他有了新建立的信心，遇到新室友時，能明確談論他的過敏症，把自己的食物儲存在一個二手的冷藏櫃裡，並與室友錯開在廚房煮飯的時間，以避免交叉污染。

「大家都很能夠理解。」阿奇說道，他現在已經二十歲了。「因為我有過敏，我總是覺得自己有點『不一樣』。但在我現在的環境裡，不一樣是件好事，所以我算是接受了。」

在家裡，你肯定有一套自己的日常生活習慣以及應付過敏的對策，你最親近的家人和朋友也都熟知你的過敏症。但在新環境裡，比如大學宿舍，或是到陌生的地方過夜，很容易就會有事情出差錯。

- **如果剛進入大學**，假如你在學校訂餐，請讓教職員知道你有過敏，包括導師、行政人員和餐廳人員。
- **保持直率。**對新朋友和室友，永遠不要覺得揭露自己的疾病是件難為情的事。可以試著在手機裡記下簡短的筆記，提醒自己有哪些是該記得溝通的關鍵點。
- **如果你有使用自動注射器**，帶一支練習用的注射器，並讓你的新室友或朋友嘗試使用。
- **別忘了你的電話。**確保手機有電，並要記得繳電信費或加值，以防發生緊急狀況，還有，把手機的螢幕鎖定顯示改成顯示你患有食物過敏的訊息。
- **到新的地方飲食？**在造訪之前先確認菜單，並向餐廳人員詢問餐點的成分。最好避免雞尾酒、雪泥和果汁，因為它們有可能含有隱藏的過敏原。如果你沒辦法確定——不要冒險。
- **出去約會？**如果你打算接吻，別忘了過敏這回事。確認你的約會對象沒有吃下任何會讓你過敏的食物，或至少等四個小時再來雙唇相接。
- **考慮一下口袋！**有地方讓你放腎上腺素注射器嗎？你有戴上醫療警示手環嗎？
- **共用廚房？**將你的器皿和洗碗用的海綿都與其他人的保持分開，若廚房裡有過敏原，就別踏進去。如果有

空間能放另一台冰箱，你也能負擔，就買一台自己的，或是在冰箱留一層專屬的架子（要用最上面的架子，以避免其他人的食物掉到你的食物上）。理想的情況是，你每天早晚都要是第一個進廚房的，以便在其他人之前先使用這個空間，預防交叉污染。如果大家一起用餐，應該要有個無過敏原的選擇，如果你能自己準備食物還是最安全。如果你的室友要煮任何會讓你過敏的食物，請他們要讓你知道。

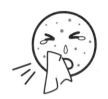

第 10 章
過敏性休克：
要減少恐懼，你該知道的事

　　某天下午，當我在寫本書的鼻炎章節時，一位朋友打電話給我。那是凱特，我第一次與她見面是在一場面試中，她想請我在一份國家報紙上撰寫一篇關於過敏的文章。我們很聊得來，後來就成為了朋友。她有個很漂亮的女兒，名叫艾蜜莉，是個活潑的六歲小女孩，喜歡在花園裡幫媽媽做事。由於患有過敏，她一直過著禁絕雞蛋、堅果、芝麻和小麥的生活。

　　在電話裡，凱特平時歡樂聲音變得緊張萬分：艾蜜莉過敏發作了。有一位在學校和凱特互相輪值的媽媽給了艾蜜莉一些巧克力當作課後點心，巧克力是從綜合包拿出來的，雖然外包裝上有寫成分，但個別的巧克力上卻沒有，於是她沒料到巧克力含有蛋清粉。艾蜜莉很快感到肚子痛，但沒有人意識到這可能是過敏性休克反應來臨的預警。

「艾蜜莉現在在家，她有起疹子，而且說她覺得『癢癢的』。」凱特向我解釋，「我給她吃了抗組織胺，但我該用到腎上腺素筆嗎？她看起來沒什麼痛苦的，還正在看網飛。她沒有在喘氣，肚子痛也穩定了。我大概只是在大驚小怪……」

如果凱特正在猶豫是否需要注射腎上腺索，通常都意味著需要——而且要盡快。「我可以聽到艾蜜莉持續在咳嗽，這代表她的呼吸道在發炎。」我告訴凱特，「我得請你拿艾筆（EpiPen）幫她注射，打在大腿上方，不要緊張。現在就去打針，我待會回電給你。」我掛上電話，讓凱特有時間將我的建議付諸行動。

我在十分鐘後回電給凱特。所幸，腎上腺素在艾蜜莉身上有效，她變得好多了，已經停止咳嗽，而她們正在等待救護車把她送到醫院觀察。我鬆了口氣，並且想著凱特平時開心的聲音又回來了。然而，下一刻，我卻聽到她的聲音哽咽。她在哭。

「我一直在想：沒事的——我們已經用了艾筆，我也打給蘇菲了。可是同時，我腦中又有另一個想法：我在想那些頭條新聞和故事。我不希望我們變成下一個悲劇的個案探討，變成大家坐在沙發上談論的新聞。我一直在想，這發生得好快，雖然我們知道該怎麼辦，可是萬一艾蜜莉

處在別的情況，身邊的人都不知道該怎麼做呢？她一輩子都得活著這樣的生活。我害怕現在的情況，也害怕未來的情況。」

當她這樣告訴我時，我感到心都融化了。「凱特，妳原本以為自己可以找到處理這些事情的平衡方式，但這件事顛覆了一切。我們都愛自己的小孩，有這些情緒是很自然的事。如果妳不這樣想，那才令人意外。妳只是需要一些時間去面對這一切，然後重新找回妳的鎮定。此時此刻，當務之急就是艾蜜莉沒事。妳做的事情都很正確，我希望妳專注在她身上就好。我們之後再來聊聊，如果妳很擔心，隨時打給我。」

過敏性休克入門

過敏性休克是一種嚴重的過敏反應，通常是由食物、藥物或毒液過敏所引發。第一個留有記載的案例可早至西元前2641年，一位法老美尼斯（Menes）死於虎頭蜂螫傷。

現今，在需住院的過敏性休克案例中，食物是最常見的

原因，然而致死的案例中最常見的是藥物。[1]（按：台灣以藥物引起之過敏性休克為最大宗，比例約占八成。）在我的經驗中，最嚴重的過敏性休克通常發生在對一般麻醉劑過敏的人、或是對蜂螫起反應的人身上。對蜂毒過敏的人而言，過敏原是直接注入到肌肉中，因此反應會非常迅速。此外，他們可能身處戶外而求救不易。

然而，我也非常清楚，會因過敏性休克風險而嚴重影響到生活品質的人，是患有食物過敏的人。飲食是社會上的潤滑油，讓我們彼此連結與社交，而且通常代表著歡愉。然而，患有食物過敏，代表生活中的各種日常行程，如購物、在外用餐、或是在艾蜜莉的例子中，只是簡單到像是小孩拿了別人一塊巧克力這樣的事情，都可以伴隨著對潛在併發症的擔憂與焦慮（參見第9章，提到食物過敏患者生活訣竅的部分）。當我之後與凱特對話時，她告訴我，她不想要表現得像是超級神經質的家長，堅持艾蜜莉即使出門十分鐘都要在包包裡帶著一組腎上腺素注射器。然而現在不一樣了，她發現還是果決一些比較簡單，艾蜜莉去哪裡，腎上腺素注射

1　P. Turner et al. (2020), 'Global Trends in Anaphylaxis Epidemiology and Clinical Implications', *Journal of Allergy and Clinical Immunology: In Practice*, 8 (4), pp.1169–76

器就要跟到哪裡。

身為過敏專科醫師，我看過上千位經歷過嚴重過敏反應或是過敏性休克的病人。我曾在英國國內與海外教導醫師、護理師與藥師如何處理過敏性休克。我曾在社群媒體、報章雜誌、廣播和電視上談論過敏性休克，最近我也替英國復甦議會（Resuscitation Council UK）的過敏性休克指導原則做諮詢服務。最重要的是，我從病人的人生經驗以及他們對於過敏性休克的生命智慧學到了許多。

在本章中，我想要分享照顧過敏性休克病人的經驗，並提供許多實用的訣竅，以保持你自己或你所愛者的安全。十分悲慘的是，在英國的食物過敏性休克致死案例中，約有一半的人未曾得到食物過敏的專業建議。[2] 所以，如果你不確定自己是否有過敏性休克的風險，請與家庭醫師討論，他們應該有能力在適當的情況下將你轉介給過敏專科醫師。如果你曾有過敏性休克反應，並正在等候過敏專科門診，請家庭醫師幫你開立腎上腺素自動注射器處方。在某些國家，等待看診可能會花上很長的時間，萬一又有過敏發作，你會希望

2　R. S. H. Pumphrey and M. H. Gowland (2007), 'Further fatal allergic reactions to food in the United Kingdom, 1999–2006', *Journal of Allergy and Clinical Immunology*, 119 (4), pp.1018–19

有能力治療自己。除此之外，如果你已經隨身帶著腎上腺素，但從未到專科門診就診過，請家庭醫師幫你轉診，以確認你是否真的患有過敏，並重新檢閱你的疾病管理計畫。

過敏性休克的症狀

過敏性休克通常會在暴露於過敏原的幾分鐘後便發作，而且通常進程迅速。過敏反應若影響到呼吸、導致血壓下降，就是過敏性休克，並且可能會致使肺衰竭（呼吸衰竭）或是心跳突然停止（心搏停止）。

其他可能的症狀包括皮膚發癢、蕁麻疹、面部腫脹、口腔發癢、噁心與嘔吐、腹痛或鼻塞。但必須提醒的是，單是以上的任何症狀，並不足以構成過敏性休克的診斷。

在食物過敏性休克的情況裡，主要症狀通常與呼吸道或呼吸困難有關（見下列插圖）。所以若是有位食物過敏患者——或甚至就是你本人——在進食或剛吃飽時突然開始咳嗽或喘鳴，問問自己：有沒有可能是過敏性休克？

對蜂螫和藥物的過敏性休克通常會導致血壓下降。低血壓的徵象包含頭暈、頭重腳輕、暈厥、冷汗，而且大致上有些「失神」。如果反應非常嚴重，呼吸困難和低血壓的徵象可能會一併出現。

157

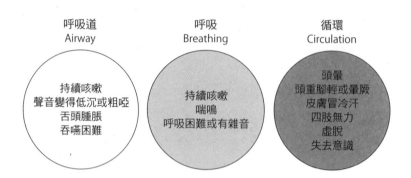

呼吸道
Airway

持續咳嗽
聲音變得低沉或粗啞
舌頭腫脹
吞嚥困難

呼吸
Breathing

持續咳嗽
喘鳴
呼吸困難或有雜音

循環
Circulation

頭暈
頭重腳輕或暈厥
皮膚冒冷汗
四肢無力
虛脫
失去意識

食物過敏的症狀有哪些？

首要訣竅：不要完全相信你在電視上看到的東西

　　雖然仍令人擔心，但過敏性休克並不一定會像電影和醫學劇裡面演的那麼戲劇性──症狀的嚴重程度是一道光譜。像艾蜜莉那樣起疹子和咳嗽是過敏性休克，在被虎頭蜂螫了幾分鐘後臉部腫脹並暈倒也算是過敏性休克。無論嚴重程度，只要你覺得是過敏性休克，那麼就可以選擇使用腎上腺素治療。不要把寶貴的時間浪費在服用抗組織胺，然後「等看看」會發生什麼事情。抗組織胺不能治療過敏性休克。

過敏性休克的反應有多迅速？

時間是診斷過敏性休克的關鍵：

- 幾乎所有因食物引起的過敏性休克，都會在吃下過敏原的三十分鐘內發作，很少超過兩個小時。
- 因蜂螫引起的過敏性休克，通常會在被螫的數分鐘內發作，很少超過三十分鐘。
- 因錠劑藥物引起的過敏性休克，通常會在三十分鐘內發作，但是如果是注射藥物，發作可能會迅速得多（數分鐘）。

治療：腎上腺素

唯一經證實可停止過敏性休克的方法，就是注射腎上腺素——抗組織胺在這類情況下就是沒有插手的餘地。腎上腺素對所有過敏性休克的症狀都有效。它很安全。它作用很迅速。它的運作方式是快速暢通呼吸道、減少腫脹並提升血壓。

若患有嚴重的食物或蜂螫過敏，大多數的人會拿到腎上腺素自動注射器的處方（在艾蜜莉的例子中，是一支短短胖胖、尺寸像筆的器材，稱為艾筆），裡頭預先注滿腎上腺

素，以便在緊急時使用。但是，加拿大過敏學教授艾絲黛·賽門（Estelle Simons）在一項研究中發現，大約有三分之一得到腎上腺素處方的人並沒有將處方箋拿給藥劑師以取得腎上腺素自動注射器。[3]

拜託，請不要成為這些人中的一員。同樣重要的是，如果你已經有一支自動注射器了，現在就把書放下，然後去看看它過期了沒。如果過期了，今天就打電話給醫師換一支新的。雖然在緊急時使用過期的自動注射器不太可能會傷害到你，但效果有可能會比較差。假如你的孩子有食物過敏，確認你的自動注射器正確符合孩子的體重。

記入記事簿裡

當拿到新的腎上腺素自動注射器時，在手機裡設個提醒，或是在記事簿裡做個記錄，在到期的一個月前提醒自己，這能夠提供充裕的時間來汰舊換新。有些製造商也提供簡訊提醒服務：查看自動注射器所附的患者須知手冊。

3　E. M. Abrams, A. G. Singer, L. Lix et al. (2017), 'Adherence with epinephrine autoinjector prescriptions in primary care', *Allergy, Asthma & Clinical Immunology*, 13 (46), doi.org/10.1186/s13223-017-0218-5

為什麼即時使用腎上腺素至關重要

1992 年，兒科教授修・山普森（Hugh Sampson）在《新英格蘭醫學期刊》（*New England Journal of Medicine*）上發表了一篇令人鼻酸的文章。他比較了六名死於過敏性休克的兒童與青少年案例以及七名險些死亡的案例。這十三名案例年齡介於兩歲至十七歲，都已知患有食物過敏，但皆在不知情的狀況下吃了會引發反應的食物。在六名死亡的案例中，沒有一人在三十分鐘內注射腎上腺素，只有兩人在開始的一小時內注射。相反地，在七名生還的案例中，就有六人在三十分鐘內注射了腎上腺素。結論顯而易見，當過敏性休克發作時，即時給予腎上腺素能顯著降低致死的風險。

謝天謝地的是，因過敏性休克而去世是非常罕見的事情。過敏性休克並不會累積，也不會自然地日益嚴重。然而，由於沒有人能夠預測這次的反應會威脅到性命還是平安無事，還是建議每次都要及時使用腎上腺素。

儘管如此，世界各地的研究持續顯示出大家並未充分使用腎上腺素。一項英國研究發現，只有17％的兒童在過敏

性休克發作時使用了自動注射器。[4]原因有很多，包括缺乏辨認嚴重反應的訓練、害怕注射、或者就只是手邊沒有注射器。[5]縱然如此，有鑑於大多數致命和幾乎致命的過敏性休克案例都與過晚注射腎上腺素有關，這十分令人擔憂。

所以如果你懷疑是過敏性休克，**不要耽擱**——寧可使用了注射器然後發現只是虛驚一場，也不要等到為時已晚。記住，抗組織胺沒辦法停止過敏反應，也沒辦法逆轉過敏性休克——這種藥物不是為此設計的，它們只能治療皮膚發癢和蕁麻疹。還有，確保你的孩子知道，如果過敏性休克發作，他們該做些什麼，保姆和其他家庭成員也該如此。要提升逆轉過敏性休克的機會到最大，就必須在察覺到任何呼吸道症狀、呼吸困難或低血壓時，以最快的速度給予腎上腺素，就算看起來很輕微也一樣。

在虛驚一場的情況下，或甚至只是不小心使用了腎上腺素筆，都不會造成傷害。我們的體內都有腎上腺素在循環。

4　L. Noimark et al. (2012), 'The use of adrenaline autoinjectors bychildren and teenagers', *Clinical and Experimental Allergy: Journal of the British Society for Allergy and Clinical Immunology*, 42 (2), pp.284–92

5　D. M. Fleischer et al. (2012), 'Allergic reactions to foods in preschool-aged children in a prospective observational food allergy study', *Pediatrics*, 130 (1), e25–32, doi.org/10.1542/peds.2011–1762

注射腎上腺素的副作用（如果有的話）很輕微，可能包含略感緊張不安或是短時間內感覺心跳衝得快一些。已使用或者過期的腎上腺素注射器應到醫師的診療所、醫院或是藥局處理。

腎上腺素自動注射器的選擇與使用

如前所述，腎上腺素筆的醫學名稱是腎上腺素自動注射器，英文簡稱為 AAI。在不同國家的市面上有各種不同的注射器，比如 EpiPen（艾筆）、Jext、Auvi-Q 以及 Emerade，但使用方式都一樣，需要於大腿外側的中段自行注射。無論拿到的是哪一種牌子，都適用以下的黃金法則：

1. **隨身攜帶：** 隨時都要讓注射器在觸手可及的範圍。飛奔到樓梯上的臥室打開上鎖的抽屜，或是匆忙跑到車上去拿，都是發生過敏性休克時最不樂見的狀況，而且這些額外的壓力與耗費的精力很可能會讓反應更嚴重。如果醫師的處方有一支注射器以上，把兩支都帶在身上，**不要**分開放，以免需要第二支腎上腺素。我的經驗是，許多人並不是很習慣一直帶著注射器，但

其實你需要把注射器當成像是手機或家門鑰匙，時刻不離身。有鑑於此，英國的慈善團體過敏性休克運動（Anaphylaxis Campaign）製作了一部影片，以鼓勵大家隨身攜帶腎上腺素。如果你還沒有觀看過這部影片，值得一看，我經常播放給我的病人看。[6]

2. **知道什麼時候該使用：**如果你意外吃下會讓你過敏的東西，或是被螫了，而害怕會起反應時：

- 向外求救，以免孤立無援
- 保持手機靠近自己
- 拿出腎上腺素筆，但只有當你出現過敏性休克的症狀時才使用，比如呼吸困難或是低血壓的跡象。
- 一定要清楚了解哪些症狀需要腎上腺素，哪些不用。所以要熟讀ABC症狀表（見本章「食物過敏的症狀有哪些」圖），並教導你的好友、家人、甚至同事，這樣他們在你發作時才知道該怎麼辦。
- 記住，自動注射器並沒有辦法在過敏性休克發作前起到預防作用，因為腎上腺素在進入循環系統後只會維持幾分鐘。

---

6 Anaphylaxis Campaign, 'Take the Kit', www.anaphylaxis.org.uk/campaigning/takethekit/

3. **了解該如何使用**：腎上腺素筆就像保險理賠──你希望自己永遠也用不到。但萬一真的發生緊急情況，你必須知道怎麼樣正確地使用它。熟能生巧。讓自己熟練操作與技術的好方法之一就是使用練習筆。練習筆長得就像實物，只是沒有針和腎上腺素。醫師可能會給你一支，但如果沒有，注射器的廠商可以免費送你一支，而且在他們的網站上可以找到使用步驟教學。[7]

首要訣竅：練習！

　　請確保你會規律使用練習筆，並請注意，有時由於供應上的限制，你可能會需要更換自動注射器的品牌。若有需要，必須了解如何使用新的裝置。當自動注射器過期時，在交由化學人員安全處理以前，先對一顆柳丁練習使用注射器，好讓自己能更熟悉使用的感覺。

　　我知道對自己注射這個想法很嚇人。你可以訓練別人來幫你注射，但是他們務必時常練習，並知

7　www.epipen.co.uk; www.jext.co.uk; auvi-q.com; www.emerade.com

道該做什麼。但可以的話，還是由你自己來比較好，因為你永遠不知道什麼時候會過敏發作。在我的經驗中，有些病人曾遇過必須自己使用自動注射器的情況，而他們全都很慶幸自己這麼做了，而且實際上沒有想像中那麼可怕。他們時常告訴我，這樣的經驗大幅增加了他們的信心。

聚焦過敏性休克

保羅・透納醫師是我在聖瑪莉醫院的同事，他做過一項大型研究，回顧全球的過敏性休克發作情況。他發現，在世界各地都有明確證據顯示過敏性休克愈來愈盛行，並主要應歸咎於對藥物和食物的過敏反應。[8]

本章剩餘的篇幅將會深入探討過敏性休克的三大主因：食物過敏、蜂毒過敏以及藥物過敏，最後則以給過敏性休克患者的家人及朋友的建議作結。

---

8 C. L. M. Joseph, A. R. Sitarik, R. Kadoetal. (2021), 'Sesame allergy is more prevalent among Middle Eastern/North African patients in an urban healthcare system', *Journal of Allergy and Clinical Immunology: In Practice*, S2213–2198(21)00663–2, doi.org/10.1016/j.jaip.2021.05.036

食物過敏性休克

在門診裡，我遇過的食物過敏性休克患者可分為兩類：

1. 年輕人，從小就有食物過敏，同時患有鼻炎和氣喘。
2. 在成年後才出現食物過敏，而且可能沒有其他的過敏症。

第一類——同時患有食物過敏、鼻炎和氣喘——佔了我的病人之中大多數。假如氣喘控制不當，更有可能會發生嚴重反應；而且若鼻炎很嚴重，也可能會使氣喘加劇。因此，要管控過敏性休克的風險，就必須確保他們的鼻炎和氣喘都控制得無懈可擊。

我的氣喘是否受到控制？

氣喘受到控制代表你：

1. 通常不會感覺呼吸困難、咳嗽或是喘鳴。
2. 在夜晚或甚至運動後很少有氣喘症狀。
3. 運動時沒有氣喘症狀。
4. 不會因為氣喘而無法上班或上課。

5.需要緩解劑的次數每週不高於三次（除了運動
時）。

如果閱讀本列表時，你覺得自己的氣喘並未控
制良好，原因可能有很多：接觸到會加劇氣喘的物
質、沒有規律使用預防性吸入器、沒有正確使用吸
入器、或是未得到治療氣喘的正確處方藥物。所
以，請與你的家庭醫師或專科醫師討論。

所有的過敏專科都十分努力，想要管控食物過敏患者整
體的「過敏負擔」。如同確保氣喘控制良好，控制花粉熱也
尤其相關，因為食物型過敏性休克的發作在六月時比一月高
出22％，至少在英國是如此，特別是在低於十五歲的兒童
與青少年身上。[9]

第二類病人的過敏反應較有可能由輔因子造成的——換
句話說，只會在另一項外在因素出現時，他們才會對某項特
定的食物起反應，而且他們可能並不患有所有的異位性疾
病。

9　H. C. Y. Lam et al. (2021), 'Seasonality of food-related anaphylaxis admissions
and associations with temperature and pollen levels', *Journal of Allergy and
Clinical Immunology: In Practice*, 9 (1), pp.518–20.e2

首要訣竅：不要一個人去廁所。

通常覺得不舒服的時候，第一直覺會跟周遭的人說聲抱歉，然後去廁所。然而，如果覺得自己正遭遇過敏反應，一個人過去可能不是個好方法，因為過敏反應可能會進程非常迅速，萬一獨自一人，又無法取得援助，後果不堪設想。所以，如果你一定要去廁所，請一位同伴和你一起，並要讓大家知道你感覺不舒服。千萬不要試著自己解決。

個案探討：路易斯

大多數嚴重的食物過敏性休克之所以發作，都是因為有許多風險因子同時出現，使得反應加劇。路易斯是一位十九歲的病人，我幾年前替他看診過，他對牛奶以及雞蛋過敏。他有次和朋友們在一塊，吃著剛從快餐店買來的捲餅，突然有人拿了他的手機。他立刻追上去，想抓住那個小偷，但幾分鐘之後，他不得不停下腳步，因為他感到呼吸困難。

當他跑出店門外時，他把腎上腺素筆和藍色的緩解用吸入器忘在後頭了（這些東西在他的包包裡）。當朋友們找到路易斯時，他感覺頭暈、出現喘鳴、冒汗、感到噁

心，並且長滿蕁麻疹。他試著使用緩解用氣喘吸入器，但裡頭是空的。他的朋友們不確定該如何使用腎上腺素筆，而當發現筆已經過期時，他們決定不要使用。當醫務人員抵達現場時，路易斯幾乎已經停止呼吸。醫務人員替他注射多劑腎上腺素，並讓救護車全速將他送往急診。

我被找來在加護病房檢查路易斯。我看了相關記錄，大概推測出風險因子是如何一層層彼此疊加：

1. **小心隱藏的成分**：要管控對牛奶和雞蛋的過敏可能很棘手，因為它們出現在太多食物裡面，而我們回溯後發現，路易斯去的快餐店更改了食譜，烤雞用酪乳（buttermilk）醃過。有愈來愈多證據顯示，對那些長大後依然對牛奶過敏的人而言，牛奶不僅是常見的過敏性休克原因，更會導致幾乎致死以及致死的過敏性休克。在英國，牛奶是最常引發學齡兒童過敏性休克致死的原因。[10]

2. **路易斯之前在同一家快餐店吃過同樣的捲餅**，因此假定原料應該相同。即使以前吃過一樣的東西，在外用餐時永遠要確認成分。在顧及食物過敏患者的方面，快餐店和小型的食品店可能不像較大型的商店和供應

10 R. G. Lambley (2021), 'Human donor milk also protects against severe retinopathy of prematurity', *British Medical Journal* (Clinical research edn), 372 (25), doi.org/10.1136/bmj.n25

商那樣純熟，因此在這類場所用餐時或許有較高的風險。

3. 路易斯的花粉熱控制得非常糟糕，不受控制的發炎反應使得氣喘進一步加劇。（關於「呼吸道聯盟理論」的更多資訊，請參見第3章〈「呼吸道聯盟理論」〉。）

4. 路易斯仰賴多劑的緩解用吸入器以協助呼吸，而不是使用規律的預防性吸入器。緩解用吸入器並不能治療氣喘的發炎病灶，因此在過敏性休克發作時，他的呼吸道早已過敏而緊縮。需要使用多劑藍色的緩解用吸入器便已示警某人的氣喘並未得到控制。

5. 在路易斯前去追趕那個手機小偷時，運動會加劇過敏反應（關於輔因子的更多資訊，請參見第7章。）。

6. 儘管感覺頭暈，路易斯仍然站著。正確的姿勢（無論坐下或躺下）對過敏性休克至關重要（見後文）。

7. 使用腎上腺素的時機有所耽擱。這是很常見的問題。一項來自俄亥俄洲全國兒童醫院的研究發現，已知自己對食物過敏的患者只有不到50%在反應發作時能立即取得注射器。[11]

11　C. Brooks, A. Coffman, E. Erwin and I. Mikhail (2017), 'Diagnosis and treatment of food allergic reactions in pediatric emergency settings', *Annals of Allergy, Asthma & Immunology*, 119 (5), pp.467–8

8. 路易斯的朋友們都不知道該怎麼辦。儘管大家都知道他患有過敏，但在反應發生時，卻沒有一人知道該如何使用注射器。雖然腎上腺素已經過期幾個月，如果有注射，還是能幫得上忙。但大家只是驚慌失措。當你和朋友、家人或隊友出門時，讓他們知道該怎麼使用注射器真的很重要──你不需要孤軍奮戰。

　　幸好，路易斯在四十八小時後便離開加護病房，毫髮無傷。但我確實看過下場不同的案例，十分悽慘。

躺平、坐下、還是站著？

　　致命的過敏性休克已被發現與站立有關。這是因為血壓會下降，而當人站立時，心臟與腦部難以獲得足夠的血液供給。沒有任何一種劑量的腎上腺素可以反轉地心引力的效果，所以如果你有過敏病史，並在過敏性休克反應期間感到暈眩或是頭重腳輕，應當平躺。如果躺下時感覺呼吸困難，那麼可以坐著。無論如何，不要突然起身，要以緩慢漸進的方式，由躺至坐，再站起來。

首要訣竅：建立過敏症防護網

請確認家人（包括祖父母）、朋友、保姆、運動教練及其他人——你懂我的意思——知道萬一發生過敏性休克該怎麼辦。你最不希望的就是他們只會恐慌。教導他們——幫助他們，來幫助自己。這並不是危言聳聽，要勇於面對。緊急事件很棘手，而這能確保萬一真的遇上緊急，能有最大的機會平安度過。

蜂螫過敏性休克

如果被螫了，在被螫傷的部位發生疼痛與腫脹是很正常的。有些人的患處腫脹相當誇張，這稱為大型局部反應。局部反應雖然不舒服，看起來也很嚇人，但很容易就能以抗組織胺和類固醇藥片治療。然而，有非常小部分的患者會在蜂螫後發生全身性的過敏反應，所以毒液會在患處以外的地方引發過敏反應。舉個例子，可能有人的手臂被螫傷，引發大範圍的蕁麻疹。但是，在某些人身上，全身性的反應可能會發展成過敏性休克，然後，雖然相當罕見，此類反應有可能極為嚴重。

致命性的昆蟲毒液過敏主要發生於成年男性，超過
80％的個案發生在介於五十至六十歲的男性。性別差異可能
反映出男性多常遇到蜂螫：男人更常擔任樹木醫師、建築
工、屋頂工人、園丁以及在戶外工作，因此置身於較高的螫
傷和敏化風險。蜜蜂螫傷引起的過敏性休克傾向出現在養蜂
人及其親人身上，但虎頭蜂對於螫咬對象並不挑剔，因此對
虎頭蜂螫傷的過敏反應並未在特定族群上更常見。由於虎頭
蜂不會把毒刺留在受害者身上，牠可以螫很多次。毒液型過
敏性休克經常引發低血壓，所以患者會感覺即將昏倒以及頭
重腳輕或頭暈。假如遇到這樣的情況，**無論如何**不要迅速站
起來或是跑走。假如正遭遇過敏性休克並感覺頭暈，但還很
靠近蜂隻，必須離開的話，用滾或是爬的逃走。

幸好，有一種具潛力的療法，稱為毒液免疫療法或是減
敏治療。療程由過敏專科提供，包含兩個階段。第一階段稱
為劑量提升，會注射逐漸提高的蜂毒劑量，大多數的計畫由
一次螫傷的萬分之一程度開始，然後往上增加到等同兩次螫
傷的量。有多種方法可以採取，在不同的醫院和國家也會有
不同的治療時程。有些計畫包含在幾天內密集增加注射，有
些則是每週注射，持續超過十二週。接下來的第二階段是
「維持階段」。這階段會持續三至五年，每四至八週注射一

次毒液，像儲值一樣。在療程的最後，便可擺脫過敏。若你患有對蜂螫的全身性過敏症，應該轉診至專科門診，並有可能得以考慮接受這樣的治療。

如何避免螫傷

如我同事常說的，試著別讓自己看起來或聞起來像朵花：

- 避免在夏天使用濃郁的香水。
- 避免使用香味濃烈的定型液或髮膠。
- 別穿明亮色系或是有花朵圖樣的衣服。

食物會吸引昆蟲，所以：

- 避免在戶外飲食，也避免在有餐點和飲料的戶外場地逗留過久。
- 一定、一定、一定要避開垃圾桶，它會吸引虎頭蜂。同理，避開野餐區或是沒有把戶外餐桌收拾乾淨的餐廳。
- 要特別小心飲料，因為虎頭蜂可能會進入罐裝飲料或是打開的瓶子。鋁箔包飲料可能較為安全，但最好還是不要在戶外喝飲料。

至於衣物：

- 避免在戶外赤腳或穿著涼鞋行走。
- 若在戶外工作，穿著長袖長褲、鞋襪、頭巾與手套。

以及在家：

- 備好能殺死叮咬性昆蟲的殺蟲劑。
- 在灌木叢、屋簷、車庫內和閣樓附近要小心，因為虎頭蜂巢經常建在有遮蔭又容易出入的地方。
- 如果在房子裡或花園裡發現蜂巢，請專業人士摘除。

藥物過敏性休克

當致命性的食物過敏性休克比率大致持平，而蜂螫過敏性休克可能甚至在下降時，致命的藥物過敏性休克比率卻在上升。藥物過敏性休克的患者年齡層較高，造成過敏的藥物在各國也有所不同。年過五十且患有冠狀動脈疾病的人是致命反應的最高危險群，這是因為這些人的心臟較無法負荷嚴重過敏反應時所施加的壓力。除此之外，冠狀動脈疾病患者通常會服用 β 阻斷劑（beta-blocker），而使腎上腺素無法

發揮最佳效果。所以，若因食物或蜂毒或藥物過敏而收到腎上腺素的處方，而你又正在服用 β 阻斷劑，過敏專科醫師通常會請你的家庭醫師或是心臟專科醫師替你換一種藥物。〔關於心臟，可以在《讓你的心臟保持健康：心血管疾病的你簡單改變就能快樂生活》裡讀到更多資訊，這是另一本「企鵝生活專家」系列的書，由世界知名的心臟學家林文（Boon Lim）所著（按：本書中文版由晨星出版，屬於「專科一本通」系列）。〕

下一章將會更詳細討論藥物過敏。不過，假如你已確定曾有藥物過敏，千萬不要假定醫護人員都知道這件事。你家庭醫師的電腦系統可能沒有連到大醫院。確定你明白自己的過敏症，然後果斷並且有信心地告訴照護你的人。不要落於被動，而是該積極地解釋自己的過敏症。事實上，無論過敏原是什麼，這點適用於所有的過敏性休克。掌握自己的診斷結果，讓親朋好友協助你。

過敏性休克：
給家人與朋友的建議

無論是家人、愛人、朋友、或甚至同事，患有嚴重的過敏都可能讓你十分擔憂，但你能盡力的就是做好準備：了解

示警的症狀和徵象，並且嘗試使用練習筆（參見本章〈首要訣竅：練習〉相關敘述）以熟悉該樣器材。最後，閱讀下列步驟，以了解當過敏性休克發生時最理想的處理順序，如此一來，在可能既緊張又緊湊的情況下，你就能有足夠的知識與信心去面對。

第一步：如果你想到過敏性休克，那就要想到腎上腺素。

1. 找到腎上腺素筆，然後**不要耽擱**，趕緊注射，或是如果他們還有能力，就協助他們自我注射。如果他們曾到專科門診看診，除了筆之外，應該還會找到一份治療計畫。
2. 此時速度至關重要。**不要延誤**注射腎上腺素的時間。記下注射的時間點。
3. 如果五分鐘內症狀沒有改善，可以再打第二劑。

第二步：確保他們保持平靜。

1. 確認患者已停止移動，沒有四處行走或奔跑。
2. 在食物和蜂螫過敏性休克的致死案例中，經常見到患者筆直站立，所以要確保他們沒有站著。如果他們感

覺頭暈、快昏倒或是直冒汗，讓他們平躺。如果他們覺得呼吸困難，可能坐起來會更舒服一些。

3. 若要更換姿勢，一定要非常漸進。突然從平躺變成坐起，或從坐姿到起立，都與心臟病發或甚至死亡相關。

第三步：叫救護車。

1. 注射腎上腺素**之後**再叫救護車。跟接線生說明，有人過敏性休克發作。給英國讀者：不要因為先打 111 而延誤了——直接打 999（按：英國 111 為醫療專線，提供給需要醫療建議或治療服務但不緊急的人，而 999 為緊急專線）。

2. 若在等待時情況惡化，再撥打一次，確定救護車已在路上。

3. 如果在繁忙的地區比如餐廳，或是在很難找到的地點，找個人替救護車指路。

4. 即使患者在救護車抵達時感覺已好轉，還是應該前往醫院，觀察十二個小時，以防反應復發。

第四步：記住，先用腎上腺素，再用其他藥物。

1. 抗組織胺要三十至六十分鐘才會生效。

2. 類固醇要至少四小時才會生效。

3. 可以給予抗組織胺和類固醇，但它們雖然可以緩解如蕁麻疹和腫脹的症狀，卻**無法**治療過敏性休克。

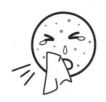

第 11 章
使用藥物：
藥物過敏的重要性

　　藥物過敏可能是在過敏領域裡最具挑戰性的一塊，因為比起正規的指引，它更仰賴大量的經驗。但對我而言，這也是最有成就感的一塊。從我受訓的第一年開始，我就對這個主題充滿熱忱，當時我遇上了一個十分令人困惑的過敏性休克案例。

個案探討：漢弗利

　　漢弗利是個年屆七十的退休銀行家，在某個平凡無奇的早晨，他如常享用早餐，吃了麥片粥、水煮蛋、一片吐司，喝了一杯茶。然後，他一如往常服用了高血壓、高血脂與痛風的藥物。漢弗利接著在花園裡讀早報，偶爾停下來撫摸鄰居家的貓尤里西斯。

　　讀完報紙後，他走進屋子，為一天的行程做準備。但當他在刮鬍子時，他的臉開始腫脹，也開始起疹子。兩分

鐘後，他感到頭暈、冒冷汗、並幾乎失去意識。醫師認為是過敏性休克，並將他轉診至過敏專科。

當漢弗利來到門診時，他鼓起勇氣，再吃一次相同的早餐，並喝了一大堆茶，不過沒有再出現反應。他也服用了相同的常規藥物。這代表，他並沒有對每日服用的藥物發展出新的過敏症，也排除了食物過敏的可能（讀者中若有喜歡喝茶的，可以鬆一口氣，因為幾乎沒聽說過有人對茶過敏）。我替他做皮膚測試，看他是否對貓過敏，結果為陰性。這並不令人意外，因為貓引起的過敏症是氣喘和鼻炎，而非漢弗利經歷的疹子或低血壓。

所以，沒有明顯的藥物過敏，沒有食物過敏，也沒有貓毛過敏。我向漢弗利解德，在某些極度罕見的案例中，患者確實會無端出現過敏性休克。我給他開了腎上腺素注射器的處方箋，以防後續有其他反應，並安排幾個月後讓他回診。

直到我們下次會面為止，漢弗利已再度經歷另一次過敏性休克——謝天謝地，在他注射腎上腺素後，反應就停止了。我們回顧事件，發現與第一起完全相同：早餐、藥物、報紙、貓、刮鬍子、然後過敏性休克。現在，漢弗利懷疑自己是否對報紙油墨過敏。他考慮過換一家報紙，但後來決定繼續讀《泰晤士報》，只是讀的時候戴著園藝手

套。我向他保證，他的過敏性休克不會是由報紙引起的，但他看起來不是很信服。

漢弗利有對盤尼西林發生過敏性休克的病史，但他絕無可能誤服抗生素。我不停尋找答案，出於一時之念，我把電話交給漢弗利，請他打電話給鄰居，問問尤里西斯，也就是那隻貓，是否正在接受抗生素治療。鄰居解釋道，尤里西斯常有胸腔感染，並在最近幾個月接受了好幾次抗生素療程。

在我的職業生涯中第一次也是唯一一次，我寫了封信給獸醫，詢問與貓有關的事。獸醫證實，尤里西斯的處方箋包含盤尼西林家族裡的其中一種抗生素，稱為阿莫西林克拉維酸鉀（co-amoxiclav），並且與漢弗利兩次過敏性休克發作的時間都吻合。

於是，漢弗利被邀請接受藥物過敏檢測，皮膚點刺顯示對盤尼西林的結果是陽性。我把溶液稀釋一千倍──每一滴溶液都由 999 份水和 1 份盤尼西林組成，結果便足以在他的皮膚被刮刺的地方造成發癢的腫塊。我下了結論，在尤里西斯的尿液、皮膚和唾液中排出的微量盤尼西林，便是漢弗利兩次過敏性休克的罪魁禍首。

好，漢弗利是個極端的例子：藥物過敏這麼嚴重的病人，我沒遇過幾個，而即使是藥物過敏發作可能危及生命的人，通常也只會在他們自己服用藥物時才會有反應。但是，漢弗利的故事確實突顯出藥物過敏是個實在的問題，並且可能會極為嚴重——在澳洲、紐西蘭、英國、巴西和美國，藥物過敏都是過敏性休克致死的首要原因。[1]對盤尼西林過敏的案例在歐洲佔藥物過敏性休克的20％，在美國的比例則高達75％。[2]

不過，另一項關鍵的議題是，有些人不舒服的原因明明是副作用，或是疾病或感染的症狀，卻被誤認為藥物過敏。一項研究估計，光是在英格蘭，就有將近三百萬的人被誤貼上對盤尼西林過敏的標籤。[3]錯誤的標籤可以和藥物過敏本身一樣嚴重，因為可能會使患者無法使用那些或許能救命的藥物。

---

1 P. J. Turner et al. (2017), 'Fatal Anaphylaxis: Mortality Rate and Risk Factors', *Journal of Allergy and Clinical Immunology: In Practice*, 5 (5), pp. 1169–78

2 R. Mirakian et al. (2015), 'Management of allergy to penicillins and other beta-lactams', *Clinical & Experimental Allergy*, 45 (2), pp.300–27

3 R. M. West et al. (2019), ' "Warning: allergic to penicillin" : Association between penicillin allergy status in 2.3 million NHS general practice electronic health records, antibiotic prescribing and health outcomes', *Journal of Antimicrobial Chemotherapy*, 74 (7), pp.2075–82

　　最基本的是：藥物過敏很重要，因此獲得準確的診斷甚至更加重要。常有相信自己對某種藥物過敏的人來到我的診間，並帶著藥物過敏的標籤過了幾十年，但在短短幾個小時內，我們就發現並非如此。「撕去標籤」對醫師與患者雙方都能帶來巨大的滿足感，而且可能使人生變得更美好。好消息是，由受過專業訓練的人員施行這些檢測後，會讓事情更加明朗。檢測幾乎永遠都可以確認你是否真的是藥物過敏俱樂部一員且需要討論替代藥物，或者能信心十足地將藥物過敏一勞永逸排除。

　　本章將會深入探討究竟藥物過敏是什麼，並檢視一些討論和檢測，假如你被轉介至過敏專科門診，這些都是你可能會取得的。我將會說明以下幾種關鍵藥物：

- 抗生素，比如盤尼西林
- 止痛藥
- 局部麻醉劑
- 全身麻醉劑

不正確藥物過敏標籤的陷阱

很多相信自己對藥物過敏的人其實並非如此——特別是

抗生素。

　　讓我舉個例子：大約有10％的英國人口被家庭醫師記錄為「對盤尼西林過敏」。無論是在幼時或成年後，通常是因為在服用盤尼西林後起疹子，而被貼上這樣的標籤。這類標籤有90％被認為是不正確的。[4]盤尼西林是抗生素中最受歡迎者，廣泛用於治療皮膚感染、胸腔感染以及泌尿道感染。被記錄為「對盤尼西林過敏」的患者會被給予其他的抗生素，這些替代品可能效果較差，或使得患者更易受到多重抗藥性的細菌或超級病原體感染。

　　服用抗生素後，如果身上起疹子而感到有疑慮，這是再自然不過的念頭，但是在絕大多數的情況下，疹子其實是那些感染性的病毒或細菌引起的，而不是因為藥物治療。困難之處是，如果沒有到專科門診做藥物過敏檢查，就無法確定。所以，醫師不得不傾向小心謹慎，將病人記錄為對盤尼西林過敏──這個標籤通常會跟著病人一生，而從未受到質疑。這正是為什麼，不僅要確認過敏，移除藥物過敏的標籤也是過敏專科職責中很重要的一部分。

4　National Institute for Health and Care Excellence (2014), 'Drug allergy: Diagnosis and management', www.nice.org.uk/guidance/cg183

　　所以，如果你被貼上藥物過敏的標籤，但你懷疑並非如此，請與醫師談談，要求轉診至專科門診，以取得確定的答案。無論如何打算，都**不要**冒險自行處理，不要自己嘗試可能會讓你過敏的藥物。

流言終結：有一堆流言！

「可是，我以前已經吃過某某藥物很多次了，所以我不可能過敏」

　　我經常在藥物過敏門診聽到病人這樣對我說。事實並非如此，要不然，就不會有人發展出新的藥物過敏了。不幸的是，你在任何時間點都可能罹患藥物過敏，所以過去對某種藥物的耐受性良好，並不代表你在未來就不會出現過敏。對許多藥物——特別是抗生素——出現過敏的可能性，會隨著接觸的次數而增長，也與使用藥物的途徑有關（如果是從皮膚塗抹或經由靜脈或肌肉注射，更有可能發展出藥物過敏[5]）。因此，藥物過敏經常會在成年後出現⋯⋯

5　R. Warrington et al. (2018), 'Drug allergy', *Allergy, Asthma & Clinical Immunology*, 14 (2), doi.org/10.1186/s13223–018–0289-y

「只要一劑就夠了」

藥物過敏通常不會隨著時間增加而「累積」。如果患有過敏，那麼只要一劑藥物就足以立刻引發過敏反應。

「把 X 藥物和 Y 藥物混在一起，就害我過敏了」

這又是我很常聽到的說詞，但過敏反應並不會因為有好幾種藥在胃裡混合就被引發。

「我對貝類與甲殼類海鮮過敏——我需要避開碘」

如果對貝類與甲殼類海鮮過敏，並不需要避開含有碘的藥物，比如碘酒或是含碘的顯影劑（一種注入體內的化學物質，以增強X光，使專科醫師更易察覺異常）。貝類與甲殼類海鮮過敏肇因於針對牠們特定蛋白的IgE，而不是碘，因此無需擔心。

「我對雞蛋過敏，
可以打德國麻疹三合一疫苗嗎？」

即使你有對雞蛋的過敏性休克病史，還是可以接種德國麻疹三合一疫苗（即麻疹、腮腺炎、德國麻疹混合疫苗，MMR），不需要特別提防。德國麻疹三合一疫苗培養於雞胚中一種稱為纖維母細胞（fibroblast）的細胞上，因此並不含有雞蛋的蛋白質（或者即使含有微量的蛋白質，含量低到不足以引發過敏反應）。

「我對雞蛋過敏，可以打流感疫苗嗎？」

對雞蛋過敏的人並不需要避免流感疫苗，包含對雞蛋有過敏性休克病史的成人與兒童。在英國，唯一的例外是對雞蛋的過敏性休克曾嚴重到需要進加護病房的成人與兒童。流感疫苗由流感病毒製成，病毒會在雞蛋裡培養，但是一旦純化後，殘餘的雞蛋蛋白質含量比可能引發雞蛋過敏的量要低上 2,000 至 5,000 倍。每個國家的指引和流感疫苗不盡相同，但在英國，綠皮書（按：The Green Book，是英國收錄疫苗資訊的指南）提供家庭醫師明確的指示是否該替病人接種流感疫苗（參見〈延伸閱讀及資源〉）。

藥物過敏檢測

藥物過敏的檢查和診斷分為四個階段（見以下圖文敘述）。雖然已有藥物過敏的血液檢測存在，但通常不足以作為確認或排除藥物過敏的依據。

並不是每一位患者都需要做完每一步：舉例而言，病史中藥物過敏風險極低的患者，便可以直接跳到藥物挑戰，不需要皮膚檢測。但如果真的需要做完每一個階段，那也很值得，因為便可以清楚知道是否確實有藥物過敏。

第一步：疾病史

這本質上是在討論究竟發生什麼事，包括：

- **服用藥物後過多久發生反應？**對藥物的立即性反應通常會在一小時內發作，有時幾分鐘內，不過非類固醇抗發炎藥的反應時間可能長達兩小時，因為錠劑外面的膜衣需要一些時間溶解。如果懷疑有抗生素過敏，了解反應發生在哪個階段非常重要。由於其中包含立即性的反應作用機制，你實在不太可能在抗生素療程進行到一半才發生，因為這代表過了幾個小時後才出現過敏，這極為罕見。

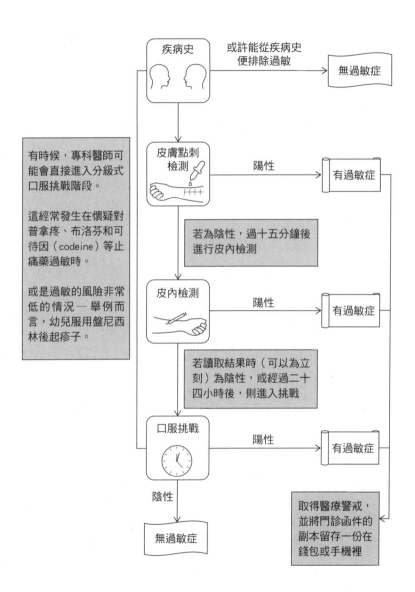

食物過敏的症狀有哪些？

- **延遲性反應：** 對藥物的過敏反應也可能是延遲性的，通常會在進入療程約二十四小時至長達數週後發作（雖然後者非常罕見）。不過，立即性反應常見得多，也是本章的重點。疹子（不是蕁麻疹）通常是有事情出差錯的第一個跡象。更常見的是患者表示皮膚上有平坦的紅色斑點，即將形成疹子。其他症狀可能包含發燒、皮膚、口腔或生殖器起水泡。嚴重反應甚至可能導致肝臟或腎臟損傷。與延遲反應相關的藥物包括抗癲癇藥物、某些治療痛風的藥物、用於 X 光的碘造影劑以及某些抗生素家族。延遲藥物反應本身就是一門專業，更多細節已超出本書範疇。
- **副作用：** 醫師可能會問一些問題，嘗試分辨症狀是藥物過敏或藥物副作用所引起。服藥後噁心、嘔吐和腹瀉是副作用，而非過敏。

留下包裝

如果懷疑反應是因藥物引起的，記下有效成分和劑量，並將相關細節提供給過敏專科。或者，也可以拍下外包裝的照片，尤其是有品牌的藥物。舉例而言，安拿定（Anadin）是英國的一個止痛藥品牌，有非常多種配方：安拿定加強版（Anadin

Extra）同時含有阿斯匹林和普拿疼；安拿定終極版
（Anadin Ultra）含有布洛芬；而原始版本的安拿定
僅含阿斯匹林。

第二步：皮膚點刺檢測

皮膚點刺檢測的流程是將懷疑造成過敏的藥物少許滴在
前臂（某些情況下也可能是背），然後使用一支消毒過的刺
胳針把皮膚刺開，這會讓少量的藥物進入皮膚。如果患有過
敏，可能會在測試部位出現小小的會發癢的腫塊，稱為膨疹
（wheal），通常周圍還會發紅。陽性結果會在十五分鐘內
顯現。

第三步：皮內檢測

如果皮膚點刺為陰性，下一階段就是皮內檢測
（intradermal test），這種測試的靈敏度高出許多。作法是用一
根非常小而細的針將稀釋後的藥物注射於皮膚表層的下方，
造成一個非常小的腫塊。如果皮內檢測是陽性，會看到腫塊
至少長到 3 毫米，並且不會變平，也可能會有發癢和發紅。

在檢查懷疑對盤尼西林、局部和全身麻醉劑以及消毒劑

（如氯己定〔chlorhexidine〕）過敏的患者時，皮膚點刺和皮內檢測很有用。然而，在檢查對止痛藥比如布洛芬、普拿疼和可待因時，這些檢測卻很少能派上用場。對於診斷特定抗生素的過敏，比如克拉黴素（clarithromycin）、曲美普林（trimethoprim）或硝基呋喃妥因（nitrofurantoin）也不怎麼管用。大概是因為對這些抗生素的反應並非由IgE所調節。

第四步：分級式藥物挑戰

以逐步增量的方式再度嘗試同一種藥物，以確認沒有過敏症。對於如盤尼西林和局部麻醉劑等某些特定藥物，在皮膚點刺和皮內檢測為陰性後，藥物挑戰是確認沒有過敏症的常規程序。皮膚檢測無用武之地時，患者也可能直接接受藥物挑戰，以排除藥物過敏。藥物挑戰測試需要花上幾個小時，有時候患者也會被要求在家裡繼續服用該藥物幾天。

請務必放心，藥物過敏檢查──無論是皮膚點刺、皮內檢測還是藥物挑戰──由有經驗的專科醫師施行時都是極為安全的。我本人已在數千位患者身上測試過各式各樣的藥物，從來沒有因此使患者發生需要住院的過敏反應。施行這類檢測最安全的環境，就是在專科門診裡，比如像我們這樣的大型中心，有經驗豐富的團隊，手邊也擁有所有的設備和

藥物來治療過敏反應。

各種藥物過敏解密

盤尼西林過敏

每天早晨，當我要去診間時，都會經過一塊匾額，紀念的人是諾貝爾獎得主亞歷山大・弗萊明（Sir Alexander Fleming），他在聖瑪莉醫院工作的期間發現了盤尼西林。據我的導師比爾・法蘭克蘭的說法，對盤尼西林過敏也許會是個愈來愈嚴重的問題，對此他相當憂心。起初盤尼西林只有一種，但現在這個詞代表非常多種抗生素，包含安莫西林（amoxicillin）、胺苄青黴素（ampicillin）、安莫西林克拉維酸鉀（co-amoxiclav）、苄乙二胺青黴素（benzylpenicillin）和氟氯噻青黴素（flucloxacillin）──可以把「盤尼西林」想成某種家族姓氏。有很長一段時間，盤尼西林過敏這個標籤儘管在大多數患者身上並不精確，但也沒有被認為是特別需要擔憂的事。

這在 2014 年改變了，一項由美國過敏學家艾瑞克・梅希（Eric Macy）所執行的研究發現，被貼上盤尼西林過敏標籤的患者顯著地更易受超級病原體感染，比如耐甲氧西林

金黃色葡萄球菌（MRSA）。[6]這些患者也有更高的風險感染艱難梭菌（*Clostridium difficile*）而發生傳染侵襲性的腹瀉。梅希的研究象徵著藥物過敏的分水嶺。自此以後，有不勝枚舉的文章發表，指出盤尼西林過敏標籤與較差的健康狀況有關。2019年，一項大型的英國研究囊括了來自兩百萬名患者的數據，發現帶有「盤尼西林過敏」這個標籤的人有1.3倍的風險會治療失敗。[7]而在2021年七月，一項研究從26,000名Covid-19陽性患者身上分析了盤尼西林過敏標籤的影響，發現這個標籤與更高的住院、進入加護病房、以及需要生命維持系統的風險有關。這個結果十分驚人，因為Covid-19是病毒感染，抗生素並沒有用處；但有個嘗試解釋的說法是，感染Covid-19會讓病人更容易得到細菌型肺炎，而如果不能使用盤尼西林，細菌型肺炎就較難治療。[8]

所以，如果你的病歷指出你「對盤尼西林過敏」，與家

6　E. Macy and R. Contreras (2014), 'Health care use and serious infection prevalence associated with penicillin "allergy" in hospitalized patients: A cohort study', *Journal of Allergy and Clinical Immunology*, 133 (3), pp. 790–96

7　West et al. (2019), ' "Warning: allergic to penicillin"', *Journal of Antimicrobial Chemotherapy*, 74 (7), pp.2075–82

8　L. W. Kaminsky, S. Dalessio, T. Al-Shaikhly and R. Al-Sadi (2021), 'Penicillin allergy label increases risk of worse clinical outcomes in COVID-19', *Journal of Allergy and Clinical Immunology: In Practice*, doi.org/10.1016/j.jaip.2021.06.054

庭醫師討論，努力去尋找為什麼會有這個標籤，以及是哪一種盤尼西林被認為是原因。

　　若你目前必須：（1）因懷疑有藥物過敏而避免多種抗生素，或是（2）因無法服用盤尼西林而更容易遭到感染，找家庭醫師商量，找找看附近有沒有能做藥物過敏檢測的地方。每個人獲得這類服務的機會可能不盡相同，但要請醫師替你轉診。

止痛藥過敏

　　被轉介到我的藥物過敏門診的病人中，大約有五分之一被認為對止痛藥過敏。這些藥物主要可分為三類：

1. 非類固醇抗發炎藥（NASIDs），比如布洛芬、阿斯匹林和二氯吩（diclofenac）。
2. 普拿疼。
3. 鴉片類藥物，比如嗎啡、配西汀（pethidine）、特拉嗎寶（tramadol）、可待因、吩坦尼（Fentanyl）等。

非類固醇抗發炎藥：這類藥物占止痛藥過敏的大多數，有時候反應會在服用止痛藥後長達兩小時才出現，這是因為錠劑外包裹著腸溶膜衣。

非類固醇抗發炎藥也與一種特殊的氣喘類型有關,稱為阿斯匹林加重性呼吸道疾病(aspirin-exacerbated respiratory disease)。這種疾病在成年後才開始,患者會出現鼻息肉、氣喘及鼻竇炎。這類氣喘患者若是服用非類固醇抗發炎藥,可能會引發危及生命的氣喘。

在患有非過敏性風疹塊或非過敏性蕁麻疹的個體身上,非類固醇抗發炎藥可能會引發或加重症狀爆發,應避免使用(更多資訊請參見第12章)。

非類固醇抗發炎藥也可能會導致特定的食物過敏反應,比如小麥依賴型運動誘發過敏性休克(wheat-dependent exercise-induced anaphylaxis)以及對脂質轉移蛋白的過敏(參見第7章)。

如果你認為自己對某種非類固醇抗發炎藥過敏,在能找專科醫師看診前,應當避免所有此類的藥物。

普拿疼:這是最常見的止痛藥,若以正確的劑量使用,有著非常良好的安全記錄。對普拿疼過敏很少見——而且對非類固醇抗發炎藥過敏的人有超過95%可以安全地服用普拿疼[9]——但還是存在。在我的門診中,愈來愈常見到所有

---

9   M. Couto et al. (2012), 'Selective anaphylaxis to paracetamol in a child', *European Annals of Allergy and Clinical Immunology*, 44 (4), pp.163–6

年齡層的患者都出現對普拿疼的過敏反應，但大多數案例中，反應主要是蕁麻疹和腫脹，而非過敏性休克。

　　鴉片類藥物：這類藥物有非常強大的止痛效果，對其過敏的案例極為罕見；在我的職業生涯中一個也沒遇過。然而，皮膚強烈發癢是鴉片類藥物的常見副作用，有時候可能會與過敏混淆。鴉片類藥物通常會包含在硬膜外麻醉（epidural）的流程裡，許多麻醉師都會警告患者做好皮膚發癢的心理準備。

閱讀包裝盒

　　如果你認為自己對止痛藥過敏，謹慎地閱讀標示：普拿疼和非類固醇抗發炎藥常見於頭痛藥、經痛藥、鼻竇疼痛、感冒和流感藥片和肌肉鎮痛膏（通常會含有低劑量的二氯吩、布洛芬或阿斯匹林衍生物——水楊酸和水楊酸鹽——但無論如何，都可能含有足以引發過敏反應的量）。儘管如此，比起超商貨架，最好還是向藥局購買，以便尋求藥師的建議。

局部麻醉劑過敏

每年我都有好幾打的轉診病人被懷疑對局部麻醉劑過敏而想進行檢查，但當我們施行皮膚檢測和藥物挑戰時，他們幾乎從來都沒有過敏。所以發生了什麼事？很多轉診病人都是去看完牙醫或是去放置子宮內避孕器，然後在施用局部麻醉劑之後短暫感到不適。然而，下列問題經常被誤認為是過敏反應：

- 牙醫施用的局部麻醉劑通常含有腎上腺素，以減少血液在手術時流入口腔。當循環系統裡吸收太多腎上腺素時，有可能會引發脈搏加速、血壓升高、顫抖以及焦躁不安的感覺。
- 暈厥也與過敏反應很類似。昏迷前的症狀可能包括出汗、頭重腳輕、噁心、感覺不適，然後昏迷。許多記載指出，在置入子宮內避孕器期間（通常也是使用局部麻醉劑時）刺激到子宮頸，便會引發上述症狀。
- 焦慮可能會導致心跳加速、感覺快昏厥以及噁心。

這也是另一個若未正確診斷，可能會影響未來健康的藥物過敏標籤。最好轉診到藥物過敏專科做進一步的檢查，否則將有可能餘生都得避開局部麻醉劑。

若懷疑有過敏，請牙醫通知你的家庭醫師，記錄你所接受的藥物名稱、各種藥物的劑量以及你發生的反應（別忘了也要複製一份）。家庭醫師應當將你轉介至過敏專科門診做檢查。

手術時的過敏性休克：
藥物過敏偵探

在英國，每年約有三百萬名患者接受全身麻醉，幸運的是，在手術期間發生過敏相當少見（在英國約是 10,000 名患者中有 1 名）。然而，若真有反應，其影響不容小覷，如果沒有找出原因，會使接下來的手術變得非常危險。但是要找出是哪一種藥物引發反應並非每次都很容易。這是因為麻醉時會投予很多種藥物——平均數量是八種，但有時候還多上許多。

所以，當這些病人因懷疑對全身麻醉劑過敏，而被轉介至過敏專科時，像我這樣的專科醫師會面臨不小的挑戰，只得化身偵探來找出根本原因。病人當時處於睡眠狀況，因此無法回顧當下的事件，所以我們要向麻醉師請求相關資訊，了解在當下，或「犯罪現場」，發生了什麼事。

2018 年，英國的皇家麻醉師協會（Royal College of

Anaesthetists）發表了一項研究，是目前類似研究中最大型的，其探討在手術時危及生命的過敏性休克發作。[10]我也是這項研究的專業作者之一，我們分析了美國醫院在十二個月內的每一個案例。抗生素占了手術中過敏性休克的47%，接著是肌肉鬆弛劑（33%）、氯己定殺菌劑（9%）以及拍得藍注射液（patent blue dye），這是一種會在特定的胸部手術用到的染料。所以，麻醉劑（讓人睡著的藥物）本身幾乎從來不是導致過敏反應的原因。

如果你在手術中疑似發生嚴重的過敏反應，應當立即檢查，不要耽擱。出院時，你應該會拿到一封麻醉師寫的信，詳細列出你發生了什麼事，以及你接受了哪些藥物。家庭醫師應該將你轉介至過敏專科門診。

如果你覺得自己之前曾在手術中發生過敏性休克，但沒有做過檢查，請你的家庭醫師聯繫醫院，試著弄清楚發生了什麼。如果對有無過敏仍感到懷疑，那麼醫師應該將你轉介至過敏專科，由那邊嘗試提供協助。而如果你不久後有手術排程，你一**定要**跟醫護人員說明你過去可能曾有過敏反應。

---

10 Royal College of Anaesthetists, 'Anaesthesia, Surgery and Life-Threatening Allergic Reactions', www.nationalauditprojects.org.uk/ NAP6Report?newsid=1914#pt

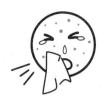

第 12 章
煙霧彈：你以為自己有過敏
⋯⋯但你沒有

　　當我拿到醫師執照滿三年的時候，一方面工作時間長，一方面緊張地等候我的專業考試結果。要是沒有拿到皇家內科醫師學會的成員資格（MRCP），我就沒有辦法繼續往專科訓練邁進。那時候壓力實在很大。最糟糕的是，我得了一場嚴重的鼻竇炎。家庭醫師給我開了盤尼西林，但我還是感覺很難受。我一早醒來，吃了一些布洛芬，然後拖著沉重的身子上工。在我長達一小時的通勤時間裡，其他乘客不停對我投以怪異的目光。這不太尋常，因為在倫敦地鐵的尖峰時刻，不成文的規定就是避免眼神接觸。但我實在病得太重了，沒有想太多。我覺得很熱，想著應該是發燒。我感覺臉變得圓又緊繃，覺得大概是因為鼻竇的緣故。

　　直到我走到病房，在鏡子裡看到自己的樣子，我才意識到自己的臉腫起來了。我的脖子和手臂也長滿了大顆且發癢的疹子，或是以醫學術語來說，叫作蕁麻疹。負責帶我的主治醫師看了我一眼，便說我看起來像史瑞克，然後叫我回

家，以免我「嚇到」他的病人。

在送我離開的時候，他表示，我顯然是對盤尼西林過敏，可以作為醫學生很好的教學案例。直到幾年後我才意識到，他那時完全搞錯了。我的狀況根本不是過敏反應。讓我來談談所有煙霧彈中最大的兩個：非過敏性蕁麻疹（non-allergic urticaria）以及血管性水腫（angioedema）。

蕁麻疹與血管性水腫

大約有五分之一的人會在一生中的某個時刻爆發蕁麻疹，即便如此，在醫學院還是很少教到這種疾病。這些紅色、凸起、發癢的膨疹造成了不少壓力，因為醫師和病人雙方都經常覺得這一定是因為過敏。這種情況實在太常見，以至於一項關於過敏專科轉診的愛爾蘭研究發現，有71％的轉疹個案要求食物過敏檢測，儘管事實上慢性蕁麻疹在這些案例中佔超過半數。[1]

蕁麻疹的腫塊通常在數分鐘至數小時內消失，但每次發

1　N. P. Conlon, A. Abramovitch, G. Murray et al. (2015), 'Allergy in Irish adults: A survey of referrals and outcomes at a major centre', *Irish Journal of Medical Science*, 184 (2), pp.349–52

作來回可以持續數天或數週。假如腫塊在大多數日子裡都出現，並持續超過六週，便稱為慢性蕁麻疹。[2]

血管性水腫的情況差不多，但所指的是皮膚內較深的腫脹——最經常出現在眼周、嘴唇、臉部，偶爾在舌頭或是軟顎。發作時不一定會發癢，但皮膚可能會感覺緊繃及不適。而雖然看起來很可怕，但通常並不會危及生命，除非原因是一類治療高血壓的藥物，稱為 ACE 抑制劑（ACE-I），或是因為一種罕見的酵素缺陷，稱為 C1 酯酶抑制合成缺乏症（C1 esterase inhibitor deficiency）。

所以，如果不是過敏的話，蕁麻疹和血管性水腫的原因是什麼？

你或許還記得在第 1 章提過的肥大細胞，有時候，住在皮膚裡的肥大細胞可能會變得「過度活躍」然後釋放組織胺。這種惡作劇會導致蕁麻疹及／或血管性水腫，有可能只是一次性的輕微症狀，也有可能令人很難受，變成慢性症狀。這與過敏無關。透過檢查發作時的環境以及持續時間，專科醫師通常能夠判斷蕁麻疹或血管性水腫是否為過敏所致。

2　J. Fricke et al. (2020), 'Prevalence of chronic urticaria in children and adults across the globe: Systematic review with meta-analysis', *Allergy*, 75 (2) pp.423–32

你的蕁麻疹和血管性水腫是食物過敏造成的嗎？

	不太可能是食物過敏	很可能是食物過敏
時間點	發作時間隨機，並無與食用特定食物相關。	通常會在食用某種懷疑導致過敏的食物後數分鐘至一小時內發作，很少會超過兩個小時。如果沒有食用該種食物，就無症狀。
過敏原暴露	沒有明確暴露於過敏原下。如果睡前沒有疹子，起床後卻出現，幾乎絕對不會是因為過敏。	蕁麻疹及／或血管性水腫在食用常見的過敏原後很快便發作，比如蛋、花生或貝類與甲殼類海鮮。
持續時間	數天至數週。	二十四小時內康復。
其他症狀	無。僅有蕁麻疹及／或血管性水腫。	口腔／硬顎發癢。呼吸困難。感覺頭重腳輕或昏厥。持續性咳嗽。
復發	隨機。若為不時發作的慢性蕁麻疹，過敏的可能性很低。	只有暴露到可疑的過敏原時。若避開過敏原，則無症狀。
預後	通常隨著時間消散。	若在成年後才出現食物過敏，通常會持續。
患者	於任何年齡層皆可能出現，異位性及非異位性個體上皆有。	通常出現於較年輕的患者，可能有濕疹、氣喘及鼻炎的病史。在五十多、六十多歲或更年長以後，發展出新的食物過敏甚為罕見。

　　對於患者來說，其中一件最令人沮喪的事情——除了疹子或腫脹本身——就是重大影響到生活品質、工作、睡眠和人際關係。沒有明確的觸發原因更加深沮喪感。「要是我知道是什麼原因就好了」是我經常聽到的哀嘆。然而，往過敏以外的方向去看，可能就會找到觸發原因——只是需要以不同的方式去思考。

非過敏性蕁麻疹及
血管性水腫的觸發原因

* **細菌或病毒感染**大概是最常見的原因之一。
* **壓力**也是公認的發作原因。在我的經驗中，有可能是突如其來的壓力（我記得一位病人告訴我，她在酒吧裡被偷了手提包，然後就爆發蕁麻疹）或是由於如喪親或離婚等創傷性的生命經歷而導致的慢性壓力。[3]
* **非類固醇消炎藥**可能會加劇蕁麻疹及血管性水腫，所以應當盡量避免。然而，低劑量的「兒童型」阿斯匹林（75毫克）通常不會加重症狀，所以如果正在服

3　R. J. Powell, S. C. Leech, S. Till et al., 'British Society for Allergy and Clinical Immunology: BSACI guideline for the management of chronic urticaria and angioedema', *Clinical & Experimental Allergy*, 45 (3), pp. 547–65

用低劑量的阿斯匹林以防止凝血，不要突然停藥。

- **物理性因子**可能會在某些人身上引起疹子，包括寒冷（比如冷空氣、冰水或冰塊）、氣溫變化、熱度或甚至陽光（曬太陽）。

- **皮膚劃紋症**（dermatographism）是蕁麻症的另一個變種，英文的字面意思是「在皮膚上寫字」。當患者的皮膚被輕微劃傷或摩擦時，在幾分鐘內，沿著劃線會出現凸起的痕跡。

- **延遲型壓力性蕁麻疹**（delayed pressure urticaria）會導致令人非常痛苦的腫脹——尤質是在背負過重的包包或是穿高跟鞋後。雖然罕見，但會使患者變得虛弱。

- **膽鹼型蕁麻疹**（cholinergic urticaria）是指因核心體溫升高而出現疹子，舉例而言，運動後（流汗）、吃下辣味食物或發燒。

治療

治療的主幹為抗組織胺。

1. 如果蕁麻疹一週發作數次或更頻繁，最推薦先開始使用每日長效型非鎮靜性抗組織胺，比如西替利嗪或羅拉他定。假如沒有改善，則尋求家庭醫師協助，因為

有可能需要高達每日四片錠劑。在藥局販售的抗組織胺劑量足以治療鼻子和眼睛的症狀，但皮膚是個很大的器官，有可能需要更多的抗組織胺，所以別被醫師讓你服用的劑量給嚇到了。如果抗組織胺無法完全控制症狀，可以加上一種稱為孟魯司特的氣喘藥物，它可以阻擋白三烯的作用，這是由肥大細胞所釋放的化學物質。

2. 薄荷醇水性乳霜可能有幫助，因為它具有涼感，從皮膚蒸發時也能緩解搔癢。

3. 醫師可能會給你口服類固醇的處方以控制血管性水腫，但這類藥物對蕁麻疹無效。

對少數的病人而言，可能需要從專科門診開始尋求治療。

ACE 抑制劑引發的血管性水腫

如果你被轉診至過敏專科，並且有血管性水腫的病史，專科醫師會做的第一件事通常就是詳閱你的用藥記錄，確定你是否有服用 ACE 抑制劑。這類藥物的降血壓的效果極佳，並且使用廣泛。通常藥名結尾會是「普利」（-pril）——例如貝那普利（benazepril）、依那拉普利（enalapril）、利欣

諾普（lisinopril）、培林哚普利（perindopril）及雷米普利（ramipril）。如果你正在服用ACE抑制劑，過敏專科醫師很可能會致電或寫信給你（及你的家庭醫師），建議立即停止使用ACE抑制劑。這是因為在罕見的情況下，由ACE抑制劑所引發的血管性水腫可能會牽涉到喉部而且非常嚴重。不過，更常見的情況是在臉部、嘴唇、牙齦及舌頭發作，僅有單邊舌頭發腫很常見。診斷的一大線索是症狀並不包含蕁麻疹。

診斷ACE抑制劑血管性水腫僅能仰賴病歷。以如此常見的處方藥而言，少有醫師能意識到這項副作用，而這在醫學訓練中也未強調。然而，據估計，高達0.6％的人服用ACE抑制劑時會罹患血管性水腫。[4]

有些人可能會服用ACE抑制劑長達數月甚至數週，然後毫無預警地突然發生腫脹[5]。亞裔與非裔加勒比人更易有此現象。更讓人困惑的是，儘管病人每天繼續服用藥物，但在腫脹第一次發作之後，也有可能接下來幾個月又沒事，然

---

4   W. Vleeming et al. (1998), 'ACE inhibitor-induced angioedema: Incidence, prevention and management', *Drug Safety*, 18 (3), pp.171–88

5   T. Brown et al. (2017), 'Angiotensin-converting enzyme inhibitor-induced angioedema: A review of the literature', *Journal of Clinical Hypertension*, 19 (12), pp.1377–82

而突然間又復發。我真希望我們能知道為什麼，但沒有人能確定。

　　不幸地，並沒有「檢測」可以確認是ACE抑制劑血管性水腫：這就是所謂的臨床診斷，所以只能依據病歷判斷。因此，若是沒有考慮到這個可能性，就會忽略。所幸，停止服用ACE抑制劑就能解決腫脹，雖然可能要花上數月的時間才能完全康復，在這期間也可能會有幾次復發。

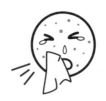

第 13 章
若覺得患有過敏，
該怎麼辦

目前為止，本書的內容涵蓋各式各樣的過敏症，從鼻炎到食物過敏，談論關鍵的觸發因子、症狀、治療以及對策。也許你已確診過敏並依循計畫治療中，又或者你曾經懷疑過自己患有過敏，現在想為此做些什麼。

本章將帶領你一覽所有重要的看診建議，包含看診前的準備，以及你在過敏專科門診可以預期得到的幫助，以協助你利用每次看診，將效果達到最大。

家庭醫師：你的第一站

如果你有健康保險，在許多國家裡，你可以直接聯絡專科醫師並預約看診。然而，如果你住在有國家健保的地方（或是你的健康保險有要求），要看到我們這些專科醫師，必須先經過你的家庭醫師，由他們將你轉介至專科門診。

每次看診可能為時不長——在英國，平均家庭醫師的看

診時間是9.2分鐘——但只要做好準備，謹慎提問，就可以有一場令你滿意的看診。寫下最讓你困擾的事情，以及你在這次看診希望達成的事情。將筆記存在手機裡做為提醒。如果你有很多要討論的，就預約雙倍的時間。在你前往看診以前：

1. 將你的症狀列一份清單。
2. 留意時間點，特別是懷疑食物過敏時：接觸到可疑的過敏原後，過了多久才出現症狀？
3. 對於鼻炎或氣喘，記下任何你嘗試過的療法，以及是否有效。
4. 任何疹子都可以拍照，之後拿給醫師看。

看診時，解釋你的症狀如何影響到生活品質，讓醫師能夠設身處地理解你的生活情況。比如：「我的花粉熱很嚴重，眼睛又癢又痛，然後我一直在流鼻涕。我試過了抗組織胺X還有鼻噴劑Y，但還是覺得沒有變好。我現在每天要用掉兩包衛生紙，沒辦法和小孩一起出門，不能好好睡覺，我開車時也很擔心，因因為我一直在打噴嚏。可不可以拜託把我轉診給專科醫師。」

記住，如果你對某種食物或是毒液有明顯的反應，你不需要等到前往過敏專科才能拿到自動注射器的處方箋。

轉診大概要等多久？

這在不同的專科和國家的情況都非常不一樣。在英國以及一些其他國家，COVID-19疫情與保持社交距離的期間，過敏專科的人員有所調動，因此在健保系統的等待時間增加了不少（好幾個月）。隨著疫苗注射普及，希望事情能逐步恢復正常，雖然累積下來的病人大概還是需要一陣子來消化。無論要等多久，當你出現反應時，還是建議可以記錄發生了什麼事，因為你也許不容易單憑記憶就想起情況，特別是過了幾週後。如果因故無法如期前往看診，請盡早打電話改約，以便讓該時段能空給其他人。

在過敏專科預期能得到的幫助

我十分以自己能夠在英國最古老的過敏專科工作為榮，我與非常優秀的團隊共事，包括專科醫師、護理師與營養師，大家都對於改善人們的健康與福祉充滿熱情。幕後的管理者、行政人員以及祕書對順暢的服務流程功不可沒。每年有上千名患者上門來，每一位的過敏症都是獨一無二的。不過，這裡有一些建議，如果你前往過敏專科，像我工作的地方，你可以預期獲得什麼。

病史檢閱

當過敏專科醫師看診時，應該會比起家庭醫師加倍深入調查你的疾病史，特別是在初診的時候。像這樣初次見面時，我會花上很多時間嘗試了解病人的過去經歷，這也是該次看診中最重要的部分。過敏症主要仰賴病史來診斷，而既然病人通常患有濕疹、鼻炎、氣喘以及食物過敏等等諸多狀況，看診會持續相當長的時間。我們會鑽研每個細節，尤其是懷疑食物過敏時。

如果你認為自己對某種食物過敏，我們可能會想取得成分表（如果我們不知道你吃的東西裡有什麼成分，研究就會變得困難許多）。如果你有鼻炎或蕁麻疹的病史，我們會詢問你曾試過覺得有效和無效的藥品名。我們不想要建議你已經試過沒效的東西。

過敏症的許多層面都可能隨著時間改變，在較年輕的患者身上尤是如此。所以，我們面對治療手段的觀點並非「一勞永逸」，而是必須一再檢視它們有無隨著時間變化。有些病人可能會被要求到特殊的專科回診，比如藥物過敏專科、食物挑戰專科、或是回來做免疫療法。

在 COVID 期間看診

自從COVID-19爆發後，許多醫院都試著減少人流，畢竟沒有人希望自己的病人來看診時染上COVID。所以，如果你的初診可能會透過電話或視訊，然後才請你親自到門診來做皮膚點刺測試或是食物和藥物挑戰。保險公司現在也對線上或電話看診——也就是遠端看診——抱持較開放的態度。專科醫師非常清楚知道在疫情期間要控制過敏確實不易，但過敏專科醫師有能力靠著詢問許多細節便制訂治療計畫，所以即使是遠端也能夠辦到很多事。個人經驗並不適用於所有的情況，但在我的經驗中，大多數人都喜歡遠端看診的便利，所以可能還會持續下去，至少對某些病人是如此。更多關於遠端看診的細節，請參見附錄二〈該向醫師請教的問題〉。

我需要帶什麼東西嗎？

專科門診應該會以書面告知你攜帶物品的注意事項，但如果你認為自己可能對水果、蔬菜或貝類與甲殼類海鮮過敏，你通常會被要求帶一點樣本，以便進行皮膚點刺測試，這條規則也適用於較罕見的食物。一定要記得單獨打包皮膚

點刺用的食物，以避免交互污染——舉例而言，帶一整顆蘋果和整串葡萄，而不要混在水果沙拉裡頭。如果你懷疑有藥物過敏，請攜帶你覺得自己會過敏的藥物，或是拍下包裝，包含品名和成分表，把照片存在手機裡。

我可能會做哪些檢測？

檢測項目主要視你的病史而定。依照懷疑的過敏原不同，可能會有以下的檢測：

- **皮膚點刺測試**：作法是將含有過敏原的的小滴液體（很多藥商在做這類產品）滴在前臂上（對非常年幼的小朋友或是患有嚴重濕疹的人，則可能會滴在背上），然後用消毒後的刺胳針把皮膚刺開。如果對該種物質過敏，十五分鐘內就會出現搔癢發紅的腫塊。
- **對新鮮食物的皮膚點刺測試**：與皮膚點刺測試相同，只是會使用新鮮的食物，而非標準化的皮膚點刺測試溶液。這可以讓皮膚點刺測試變得非常精準——舉例而言，分辨桃子果皮和桃子果肉。

首要訣竅

穿著舒適的衣物,讓前臂可以輕鬆露出以接受皮膚點刺測試。

- **特定IgE檢測**:可能會做血液檢驗以測量不同的IgE抗體,比如針對花粉或是食物等過敏原的抗體。有時候可能會請你做複合式過敏原檢測,這能夠使過敏專科醫師辨識究竟是食物裡的哪一種蛋白質讓你起反應。
- **食物挑戰**:在醫療監督下,給某人食用逐量增加的某種食物。通常過敏專科醫師會用以協助確認是否存在食物過敏。
- **藥物挑戰**:在過敏專科醫師監督下,提供給某人逐量增加的某種藥物。在確認或排除藥物過敏的診斷時經常使用。(參見第11章)。

我會在門診待多久?

皮膚點刺測試和特定IgE檢測並非診斷,而是作為診斷的輔佐。因此,初診的程序通常是:病史檢閱→皮膚點刺測試→討論結果。所以,初診會像是有兩場看診,你應該要留至少兩個小時的時間。後續回診可能時長較短。

藥物過敏檢測可以持續數小時，而食物過敏檢測約需半天。盡量把看診之後的行程都排開，以免因此困擾。帶本雜誌，聽些 podcast，試著放鬆一下──記得要帶手機充電器（大多數門診不會有備用品能借你！）。

我正在服用抗組織胺
──我需要在看診前停藥嗎？

患者經常被要求在看診前幾天停止服用抗組織胺，因為可能會干擾皮膚點刺測試。遵循門診提供的建議，若有疑慮，就打電話去確認。

在看診結束之後，要確定你對接下來該做什麼都很清楚：你需要做更多檢測嗎？如果是的話，什麼時候去做？有什麼對策是你該採取的嗎？治療的計畫是什麼？

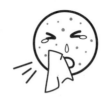

第 14 章
正本清源：
預防濕疹與過敏

　　長大成人以後，過敏通常就難以撼動。但是在兒童身上還有諸多努力可以嘗試，從一開始就預防過敏發生，以及阻止過敏加劇。

個案探討：蕾儂

　　蕾儂現在十九歲了，在我的病人當中，有些人簡直嘗盡過敏症的苦頭，而蕾儂就是其中一員。她先是在嬰兒期就患上濕疹，滿六個月的時候就對雞蛋和花生過敏，接著在稍長的童年階段又出現氣喘和鼻炎。她在學校因為外表而被嘲笑──濕疹讓她的皮膚乾燥、脫屑又結痂，讓她很在意別人的眼光。她只要抓得太用力，皮膚就會流血，睡眠品質也很糟。她經常從學校哭著回家，而她的母親告訴我，她感覺自己幫不上女兒的忙。例行的皮膚保養很耗時，蕾儂上學前要準備好幾個鐘頭，所以也時常因為遲到

而被老師盯上。最終，她被轉診到過敏專科，學習如何例行保養皮膚，食物過敏、濕疹、氣喘和鼻炎也都受到控制。隨著成長，她對藥物的需求逐漸降低，濕疹也自然而然所有改善，雖然她的皮膚還是很乾燥，很可能下半輩子還是需要定期保濕。蕾儂長大後也不再對雞蛋過敏。有了充沛的知識和專科醫師的協助，她愈來愈擅長對其他人解釋自己的過敏，也變得更有自信。蕾儂如今就讀於醫科，她告訴我，正是她成長過程中的這些經歷直接影響她，讓她決定成為一名醫師。

　　像蕾儂這樣一路出現各種不同的過敏症（從濕疹開始，然後進展到食物過敏，之後再出現氣喘和鼻炎），被過敏專科醫師稱為「異位性進行曲」（the atopic march）──而我們的任務就是要讓它中止。過去二十年來，我們在預防過敏上有長足的進展，更了解我們該做什麼以及不該做什麼。在這裡，我想分享一些最新的發展。

　　本章將檢視濕疹及其與食物過敏的關係，再探討如何治療濕疹以及預防過敏，同時也會提供大量實用的注意事項和應對策略。

濕疹與食物過敏：
區分事實與杜撰

「食物過敏不會導致濕疹，濕疹會導致食物過敏」。美國的過敏學家，布萊恩‧施羅爾（Brian Schroer）說。

然而，其中一項盛行的迷思就是，濕疹是由「隱藏的」食物過敏引起的。事實上，濕疹很大部分取決於基因，這也是為什麼家庭成員之間都常罹患。問題出在皮膚屏障過於脆弱，而使水分流失。食物過敏可能是濕疹的併發症之一，但是並不會導致惱人的皮膚乾癢與發炎。許多患者企盼能「解決」濕疹，而要求（醫師也經常同意）施作食物過敏檢測，然而，濕疹患者的抽血檢查出現偽陽性極為常見。一旦拿到陽性的檢測報告，就會讓人很想開始停止攝取某些食物，以求緩解症狀。不過，像這樣即使沒有過敏症狀，也想避免某些食物的作法，可能大有問題。原因有二：

• 停止攝取某些食物，比如雞蛋，可能會誘發某人（尤其是濕疹患者）真的**發展出**會危及生命的食物過敏，因為免疫系統就此「忘記」那樣食物是安全的。這在年幼的兒童身上格外真確，但成人身上也可能發生。現在純素主義甚為風行，尚不清楚這是否會使得成人

在未來發展出以前沒有的蛋奶類過敏。不過，既然大
多食物過敏都在童年早期就出現，我樂觀地認為應當
不會如此。

• 一旦某樣食物從患有濕疹的幼童生活中消失幾週，之
後要讓它安全回來的唯一方法就是尋求過敏專科醫師
協助。通常食物挑戰（見第13章〈我可能會做哪些
檢測？〉）必須在醫院的環境下進行，而且能夠做此
類檢查的地方可能不多。若停止攝取很多種食物，就
可能因此需要花上幾年的時間才能知道某人有沒有過
敏症。

濕疹與食物過敏之間
真正的關係

　　幼兒期的濕疹是罹患食物過敏唯一最大的風險因子。濕
疹愈早出現、愈嚴重，食物過敏的風險就愈高。

　　舉例而言，一名嬰兒從出生到三個月大之間，若是有嚴
重的濕疹（需要類固醇乳膏處方），那麼會有50％的機率
罹患食物過敏。若是嬰兒在十到十二個月大時才出現濕疹，
並且僅需要日常保濕，機率便會降至10％。而完全沒有濕

疹的孩童未來罹患食物過敏的機率約落在3%。[1]

　　最終仍是基因在決定是否會有濕疹時投下關鍵性的一票。想像皮膚是一面磚牆，把磚頭砌在一起的水泥鬆動了──這就是濕疹的狀況，負責製造「水泥」〔一種稱為纖聚蛋白（Filaggrin）的蛋白質〕的基因發生突變。若沒有足夠的纖聚蛋白來建造堅固的皮膚屏障，細菌、病毒和食物過敏原就能輕易進入皮膚，而水分會輕易逸散。一旦食物過敏原和微生物開始穿透皮膚，免疫系統便會覺得正遭受攻擊，可能就會把食物當成過敏原，引起發炎性的免疫反應，因此經常在濕疹患處看到皮膚呈鮮紅色。除此之外，濕疹容易受到金黃色葡萄球菌（*Staphylococcus aureus*）感染，這種病原菌會在皮膚上形成一層生物膜（biofilm），並且特別會與免疫系統交互作用而促成過敏反應。[2]

1　M. Yumiko et al. (2020), 'Earlier aggressive treatment to shorten the duration of eczema in infants resulted in fewer food allergies at 2 years of age', *Journal of Allergy and Clinical Immunology: In Practice*, 8 (5), pp. 1721–4

2　O. Tsilochristou, G. du Toit, P. H. Sayre et al. (2019), 'Association of *Staphylococcus aureus* colonization with food allergy occurs independently of eczema severity', *Journal of Allergy and Clinical Immunology*, 144 (2), pp.494–503, doi10.1016/j.jaci.2019.04.025, doi.org/:10.1016/j.jaci.2019.04.025

如何分辨你的孩子是否患有濕疹，以及如何治療

　　濕疹在嬰幼兒身上的初始徵兆通常是臉部和頭皮的皮膚變得乾燥和粗糙，然後會擴散。臉頰是典型患處，但鼻子通常倖免。在高加索兒童身上，濕疹最可能出現在皮膚皺褶、脖子、膝蓋後方以及手肘內部，並通常外觀是紅色的。來自亞裔或非裔加勒比家庭的孩童則可能會在膝蓋前方和手肘外側也出現濕疹的斑點，而且可能看起來是紫色、褐色或灰色。有個能協助分辨的絕佳資源叫作「Skin Deep」，這是一個免費的線上圖庫，展示許多疾病的照片，包括各種膚色的濕疹。[3]要提醒你的是，小寶寶可能碰不到他們覺得癢的部位，所以如果他們的背或是頭皮在癢，你可能會注意到他們在床墊上扭來扭去，或是把腳放在小腿上摩擦，因為他們抓不到自己的腿，更不可能好好地抓癢。

3　Skin Deep, www.dftbskindeep.com

如何治療兒童濕疹

要預防症狀加劇，規律保養皮膚至關重要，避開刺激物也十分關鍵。治療可分為三個部分：

1. 避開刺激物
2. 正確保濕
3. 使用抗發炎藥物，如類固醇乳膏

皮膚科醫師可能還會提供其他更強效的治療方法，比如抑制免疫系統、生物製劑還有光療，但這些已超出本書範疇，而且幸好絕大多數的濕症患者都用不上這些。

避開刺激物：試著遵循下列原則。

- 避免肥皂、泡泡浴和有香味的產品，這些東西會讓皮膚乾燥。請醫師替你的孩子開立保濕性的肥皂替代品處方。清水也會讓皮膚更乾燥。
- 洗完澡時，用毛巾以輕拍的方式替孩子擦乾，不要來回擦拭。
- 使用無酵素洗衣粉。
- 讓孩子穿100％棉製衣物，讓皮膚能夠「呼吸」。
- 避免過熱：患有濕疹的孩子很容易覺得熱，所以「洋

蔥式」穿多層薄衣物會有幫助。也應該要讓他們睡在不會太熱的地方。

• 用微溫的水替孩子洗澡。

保濕：對患有濕疹的孩子，至少每天要做一次保濕，即使皮膚看起來沒什麼問題也一樣。保濕的理想時間點是剛洗完澡後，以便將水分鎖在原地──這稱為「泡水與鎖水」（soak and seal）。洗澡時間不應超過五到十分鐘，並應使用微溫的水。你可能會聽到醫師說要使用「潤膚劑」（emollient）：這是保濕產品的醫療用語。不過潤膚劑和市面上的美容保濕產品不同，不含香精，也不含「抗老」成分。

首要訣竅：「天然」不一定都比較好

在患有濕疹或是有食物過敏風險的孩子身上，應當避免使用天然的油類作為保濕劑。雖然橄欖油很受歡迎，但是其實它不僅會造成傷害，也會增加過敏原吸收。[4] 反之，若你的孩子患有濕疹，要使

4　D. Y. M. Leung et al. (2021), 'Olive oil is for eating and not skin moisturization', *Journal of Allergy and Clinical Immunology*, S0091–6749(21)00813–7, doi. org/10.1016/j.jaci.2021.04.037

> 用非油成分的濕疹乳膏或藥膏（如果不確定，可以
> 請家庭醫師建議），且要避免含有過敏性食物的保
> 濕劑。

擦保濕的量要厚到看得見，擦完以後，根據兒科過敏學家海倫‧布勞醫師的說法，「你的孩子會看起來有點像個雪人」。保濕產品可能要花上長達十分鐘才會被吸收。治療方針建議，患有濕疹的兒童每周應該要用掉一大條（約500公克）的非油成分保濕劑（一定要用保濕劑，而不是乳液）。

首要訣竅：如何對濕疹患者使用保濕乳膏

1. 使用保濕劑前先洗手，以防止食物和細菌跑到孩子的皮膚上。
2. 永遠不要直接把手放到保濕劑的罐子裡，以免細菌進入容器。如果容器被污染了，會增加孩子發生感染性濕疹的風險。改用乾淨的湯匙將保濕劑移到乾淨的盤子上再使用，或是使用配有按壓頭瓶的乳膏。
3. 將保濕劑放在手裡加溫數秒，接著以合理的速度盡快擦上去，以免孩子感到寒冷。順著毛髮生長的方向塗在皮膚上，並等候一段時間讓它吸收。不要搓揉，以免刺激皮膚。

類固醇乳膏：這類處方藥可以減緩發炎，但必須遵照醫師指示，以正確的方式定量使用。儘管家長和其他大人都對使用類固醇乳膏感到不安，但其實它很安全，即使對嬰幼兒也是。只要擠一些約莫指尖長度的乳膏，然後僅塗在發紅發炎的皮膚上，避免傷害到周圍健康的皮膚，這稱為「一指尖單位」。大多數藥膏的開口是標準的5毫米，一指尖單位的乳膏應該足以覆蓋約兩個成人手掌大小的面積。

在使用類固醇和保濕劑之間至少要等三十分鐘。不同的醫師對於哪個該先使用有不同的想法，但說實話，重點是兩個都要使用而不是誰先誰後。強效的類固醇乳膏應該避免使用於臉部、脖子和鼠蹊部，除非專科醫師的處方如此指示。

替寶寶的皮膚保濕
可以預防濕疹嗎？

六個月大的嬰兒患有多種食物過敏並不少見，而這與是否有濕疹有很強烈的關係。根據雙重過敏原暴露假說（見第2章〈第三個層面：雙過敏原暴露假說〉），如果能夠預防濕疹，將可以顯著減少食物過敏。這讓研究者好奇，是不是有方法能預防濕疹發生，以及預防性保濕這類簡單的舉動可以造成差異嗎？

〈濕疹預防屏障加強〉（BEEP）研究於2020年三月發表，[5]有超過1,300位幼兒參與。令人備受打擊的是，研究者發現保濕對於**預防**濕疹並沒有用處（雖然如果已經出現濕疹，這依然是治療很重要的一環）。事實上，根據家長回報，保濕甚至還會增加皮膚感染的可能。對兩歲大的孩子，主動保濕的組別甚至還有在食物過敏（牛奶、雞蛋、花生）上還小幅增長，雖然統計上不顯著，至少依然算是令人氣餒。在那之後，透過一個叫作考科藍文獻回顧（Cochrane Review）的程序，分析所有關於保濕與預防濕疹的研究結果。這是很高層次的獨立分析數據，令人失望的結論是，在健康的幼兒身上每日保濕並不能預防濕疹，還可能增加皮膚感染的風險。[6]

為了預防濕疹，還有其他大量的措施被嘗試過，包含補充維他命D、給予孩童含有「好菌」的益生菌叢以平衡腸道微生物體來防止過敏、以及使母親和孩童都避開某些食物。

5　J. R. Chalmers et al. (2020), 'Daily emollient during infancy for prevention of eczema: The BEEP randomised controlled trial', *The Lancet*, 39510228, pp.962–72, doi.org/10.1016/S0140–6736(19)32984–8

6　M. M. Kelleher et al. (2021), 'Skin care interventions in infants for pre- venting eczema and food allergy', *Cochrane Database of Systematic Reviews*, 2 (2), CD013534, doi.org/10.1002/14651858.CD013534.pub2

以上沒有一個方法成功，也許這不太讓人意外，因為我們知道，濕疹是一種很複雜、有多重因素、大多由基因決定的疾病。

所以，預防食物過敏也就一樣，一蹶不振了嗎？

預防食物過敏

當我剛開始接受過敏訓練時，來自英國衛生署的指南是，若有過敏的家族史，兒童應當在三歲以前避免花生以及其他過敏性食物。那時並沒有相關的證據，但此建議是基於當時認為這是最好的選擇。接著，在2015年，一切都改變了。一項稱為〈及早了解花生過敏〉（LEAP）的研究讓這項常識有了天翻地覆的改變。

〈及早了解花生過敏〉（LEAP）是什麼樣的研究？

幾年前，倫敦國王學院的兒科過敏學教授吉登・萊克（Gideon Lack）觀察到，花生過敏在以色列兒童身上幾乎完全不存在，相較之下，住在英

國的猶太裔兒童得到過敏[7]的機率約有十倍。[8]差異在於，幾乎所有的以色列幼童都會吃一種叫作「班巴」（Bamba）的零食，裡頭含有花生。他們從剛長牙的時候就在吃了——也就是說，早在生命剛開始的四到六個月大時。這與英國的對照組大相逕庭。萊克決定與資深研究員喬治・杜托（George Du Toit）教授一同合作深入探討。

　　試驗招募640位罹患花生過敏的風險為中或高的孩童，並將其分為兩組。一部分的孩童在十二個月大以前就開始攝取花生，並被要求持續食用（每週三茶匙的花生醬）；規律攝取很重要。其他孩童則被指示要避免花生。這些孩童被持續追蹤直到五歲大，並在醫院的監管下定期食用花生，以判定他們是否出現花生過敏。結果相當驚人。在五歲大的時候，比起對照組，持續食用花生組別的花生過敏

7　G. Du Toit, Y. Katz, P. Sasieni et al. (2008), 'Early consumption of peanuts in infancy is associated with a low prevalence of peanut allergy', *Journal of Allergy and Clinical Immunology*, 122 (5), pp.984–91

8　I. A. Myles, C. R. Castillo, K. D. Barbian et al. (2020), 'Therapeutic responses to Roseomonas mucosa in atopic dermatitis may involve lipid-mediated TNF-related epithelial repair', *Science Translational Medicine*, 12 (560), doi.org/10.1126/scitranslmed.aaz8631

情況下降了 81%。一年後，同一組試驗團隊再次
發表研究結果（LEAP-ON 研究），指出在先前的
LEAP 研究中那些沒有出現花生過敏的兒童，在停
止攝取花生一年之後，再重新食用花生，仍然沒有
出現反應。[9]第二項研究極為關鍵，因為它闡明這
肯定是一種預防的策略。

在 LEAP 與 LEAP-ON 研究之後，早期開始食用蛋類也
被指出能夠預防過敏，不過，烹調方式會有影響。煮熟或加
熱過的雞蛋似乎效果會比雞蛋粉要來得好。[10]所以，確實有
如此一扇機會之窗，能夠讓人在出生後的前幾個月建立起對
食物的耐受性，隨著科學進展，研究已表明應當在幼童滿周
歲以前就讓他們食用過敏性食物，而且若為高風險群，理想
上要在四到六個月大之間。目前看來，高風險的兒童開始接
觸過敏性食物的時間點愈晚，他們就有愈高的機率罹患食物
過敏。

9　G. Du Toit, P. H. Sayre, G. Roberts et al. (2016), 'Effect of Avoidance on Peanut Allergy after Early Peanut Consumption', *The New England Journal of Medicine*, 374 (15), pp.1435–43

10　M. R. Perkin, K. Logan, A. Tseng et al. (2016), 'Randomized Trial of Introduction of Allergenic Foods in Breast-Fed Infants', *The New England Journal of Medicine*, 374 (18), pp.1733–43

大約有95％的人口永遠也不必煩惱這件事，但對於患有持續性濕疹的兒童，已有強烈的跡象表明他們與眾不同，並且有非常高的機率會罹患食物過敏。

對於已知對蛋類過敏的兒童（因而有較高的機率也對花生過敏），是否需要在開始攝取花生以前先做任何檢測，目前仍有爭議。美國的指導方針建議，在這些高風險的嬰兒身上，要先進行花生的IgE皮膚點刺或是抽血檢測，才能餵食花生。相反地，澳洲並不建議先做篩檢。在英國，指引較模稜兩可，但鼓勵家長不要因為難以取得檢測資源就延後讓孩子接觸食物的時間。

我們已經知道，小於十二個月大的幼兒出現過敏性休克極為罕見，而太晚讓有可能過敏的兒童接觸到某些食物，會讓他們有更高機率在未來出現食物過敏，不但會持續終生，並有危及生命的可能。所以，大多數我認識的兒科過敏醫師都會強烈建議讓兒童盡早接觸過敏性食物，比如牛奶、雞蛋、堅果（必須要是軟質的，以防噎到）──最好能從四個月大開始，或是在寶寶能夠抬頭以及對食物展現出興趣的時候就這麼做──如此能避免寶寶的免疫系統往嚴重食物過敏的方向發展。

那些號稱能預防食物過敏的「斷奶」食品又怎麼樣呢？

　　所有的過敏學家都同意，對高風險的幼兒，及早接觸過敏性食物是預防食物過敏最重要的一環。近年來，市面上開始出現商業化的早期「斷奶」食品，以含有常見的食物過敏原作為宣傳。所以你該使用這類產品嗎？大多數專家都持否定意見，原因如下：

- 不同產品裡的過敏性食物含量有所不同，而某些產品的過敏性食物含量可能非常微少，並無證據顯示如此微少的量足以預防過敏。
- 這類產品比個別的過敏性食物還要昂貴，但並沒有像直接吃下完整的食物一樣營養。
- 由於這些產品含有多種過敏原，如果孩子起反應，可能會非常難以迅速辨認原因，而斷奶的時間也可能因此大幅延後。

　　以上原因促使英國過敏與臨床免疫學會於 2021 年八月發布了一項聲明：「身為幼兒營養的專家，我們認為這些產品反映出餵食幼兒的過度醫療化……不但可能產生非必要的開銷，也讓家長耗

費更多心力。與直接攝取天然的過敏性食物相比，它們的營養價值並沒有更高。」[11]

如果想更了解如何在孩子六個月大以前讓他們攝取一般的食物，可參見〈延伸閱讀及資源〉的英國過敏與臨床免疫學會網站。如果家裡有其他人對某樣食物過敏，網站上有提供該如何讓孩子攝取該樣食物的建議。

讓高風險幼兒接觸過敏性食物時，最重要的原則是，要在飲食中加入，而且要一直吃下去。

治療濕疹可以預防食物過敏嗎？

愈來愈多證據顯示，幼兒患有濕疹的時間愈長，出現食物過敏的機會就愈大，尤其是在十二個月大之前。我們也知道，兒童時期若有食物過敏，成年出現氣喘的機率增長將近三倍。[12] 所以，及早大力治療濕疹，是不是就可以在食物過

---

11 British Society for Allergy and Clinical Immunology (2021), 'Position Statement on Pre-packaged early weaning products marketed to pre- vent food allergies', www.bsaci.org/wp-content/uploads/2021/08/ Position-Statement-on-Pre-docx.pdf ?mc_cid=395030d10f&mc_ eid=0b41762b8a

12 W. C. G. Fong, A. Chan, H. Zhang et al. (2021), 'Childhood food allergy and food allergen sensitisation are associated with adult airways disease: A birth cohort study', *Pediatric Allergy and Immunology*, doi.org/10.1111/ pai.13592

敏上防患未然呢？一項日本研究發現，主動積極使用類固醇
乳膏壓制濕疹，可使孩童出現食物過敏的人數減少將近
50%，但這僅為單一研究，目前一項英美合作的大型研究仍
在探索這個大哉問，這個研究稱為〈阻止濕疹與過敏研究〉
（SEAL），預計在 2027 年會有結果報告。

母乳親餵 vs 奶瓶哺餵

餵母乳對母嬰雙方都有許多益處。我們也知道，親餵與
瓶餵的嬰兒會有不同的微生物體，而罹患過敏的嬰兒的微生
物多樣性會降低，減少的細菌包括雙歧桿菌與乳酸桿菌
（lactobacilli，另一種「友善的」細菌）。然而，我們對腸
道微生物體的了解還處於十分早期的階段，對於母乳親餵能
否預防嬰幼兒的過敏症，無論是支持或反對都欠缺足夠的證
據。[13]

---

13 S. Halken et al. (2020), 'EAACI guideline: Preventing the development of food allergy in infants and young children (2020 update)', *Pediatric Allergy and Immunology*, 32 (5), pp.843–58

懷孕期的飲食

有許多人努力想驗證，在懷孕期間的飲食與過敏症的風險是否有關聯，但研究結果莫衷一是。大抵而言，無論有沒有懷孕，都不鼓勵不健康的飲食，但是如果要說我們已經清楚證明飲食與微生物體和過敏症的關係，那就有點太倉促了。此外，婦女並不需要因為害怕讓孩子罹患過敏的機率增加，就避免食用堅果等過敏性食物。試驗發現，益生菌（probiotics，此處指活菌補品）令人失望地對減少食物過敏並無一致的改善效果，雖然這或許是試驗設計本身的影響，而非意指益生菌全無價值。

要讓孩子遠離過敏，該做什麼，不該做什麼

該做的事情：

• 如果寶寶是食物過敏的高風險族群，從四個月大起，就要讓他開始**吃固體食物**。如果寶寶患有濕疹（特別若是情況嚴重），或是已經患有食物過敏，只要準備好了，就該讓他吃。飲食裡應當包含煮過的雞蛋、然後是花生（舉例而言，無顆粒的花生；絕對不要直接

吃整顆），接著可以嘗試其他已知會導致食物過敏的
食物。一旦開始攝取某樣過敏性食物，一定要持續在
寶寶的飲食中維持它的存在，這非常重要。

* **懷孕時，想吃什麼就吃什麼**——包括過敏性食物，比
如牛奶、雞蛋、花生或是貝類與甲殼類海鮮。

不該做的事情：

* 除非有專家建議，否則**不要在寶寶的飲食中排除某樣
食物**。如果你覺得非得要排除某些食物不可，一定要
在兩週後再讓寶寶吃這些食物，看看濕疹是否又再次
變糟。如果在再度攝取時並沒有**明確**的惡化，那麼寶
寶就沒有遲發性食物過敏。

* 如果你的孩子患有濕疹，**在母乳親餵的時候，不要吃
堅果**。因為堅果的「屑屑」可能會掉在寶寶的皮膚
上，而專家認為這可能會因此增加罹患堅果過敏的機
會。

* **不要用以下奶類來取代牛奶**：山羊奶、綿羊奶或是水
牛奶（按：水牛的牛奶）。如果你的孩子患有過敏，
這些蛋白質都太相像了。

* 在六個月大以前，**不要使用大豆蛋白配方**來嘗試避免
食物過敏。

- **不要使用橄欖油或其他天然油類**來替寶寶的肌膚保濕。
- **不要用殺菌劑清潔寶寶的奶嘴**，這會增加食物過敏的機率。[14]科學家相信，吞下極微量的消毒水，就有可能讓孩子的微生物體失去平衡而發展出過敏。

---

14 V. X. Soriano, J. J. Koplin, M. Forrester et al. (2021), 'Infant pacifier sanitization and risk of challenge-proven food allergy: A cohort study', *Journal of Allergy and Clinical Immunology*, 147 (5), pp.1823–9

結論：了解過敏

以預防過敏來為這本專家指南作結感覺很適合。雖然我們或許仍未解開過敏的所有奧祕，但相較以往，我們已經愈來愈了解如何預防過敏疾病，也有好幾個值得期待的試驗正在籌畫或進行中。

每一位過敏專科醫師——包括我在內——都期望有朝一日再也不會在門診見到罹患多重過敏疾病的青少年，這些病症可能從幼兒期就一直困擾著他們。即使完全根除過敏不太可能，但減少患者數量感覺並非遙不可及的夢想。我深信，在未來十年，我們的了解還會持續增長，尤其與此同時我們也剖析微生物體，並學習如何將之用於協助我們。屆時的挑戰，便是如何將這些學識轉化為實際的公共衛生措施。

隨著研究人員持續探索如何預防過敏，相關工作也緊鑼密鼓進行中。「硬水」（hard water）被發現在許多國家中與濕疹的發生有關。[1]對於帶有纖聚蛋白基因突變的幼兒，

1　Z. K. Jabbar-Lopez, C. Y. Ung, H. Alexander et al. (2021), 'The effect of water hardness on atopic eczema, skin barrier function: A systematic review, meta-analysis', *Clinical & Experimental Allergy*, 51(3), pp.43–51

硬水會使他們出現濕疹的風險增長將近三倍。[2]所以，水質軟化器能夠協助預防濕疹嗎？這正是英國國內的研究者正嘗試回答的問題，預期不久後便會揭曉結果。也有些進行中的研究探索孕期飲食和不同的斷奶方式，以及對於過敏的風險是否有影響。綜上所述，我幾乎可以確定，預防過敏會持續是個非常令人興奮的領域。

然後，也有一些相對較新穎的療法，比如奧馬佐單抗（omalizumab）及杜匹魯單抗（dupilumab），兩者皆為人造抗體。奧馬佐單抗〔品名為為「喜瑞樂」（Xolair）〕被授權用於接受常規治療後仍患有中度至重度的持續過敏性氣喘患者，為注射用藥，標的為 IgE 抗體。研究顯示，它能夠降低氣喘惡化的嚴重程度以及頻率，並減少急診次數。[3]它也被授權於治療慢性非過敏性蕁麻疹，其用於食物過敏療法及食物過敏的效果尚正探索中。[4]已有超過九十個國家批准

2　Z. K. Jabbar-Lopez, J. Craver, K. Logan et al. (2020), 'Longitudinal analysis of the effort of water hardness on atopic eczema', *British Journal of Dermatology*, 183(2), pp.285–93

3　M. Humbert et al. (2005), 'Benefits of omalizumab as add-on therapy in patients with severe persistent asthma who are inadequately controlled despite best available therapy (GINA 2002 step 4 treatment): INNOV- ATE', *Allergy*, 60 (3), pp.309–16

4　N. A. Hanania et al. (2011), 'Omalizumab in severe allergic asthma inadequately controlled with standard therapy: A randomized trial', *Annals of Internal Medicine*, 154 (9), pp.573–82

其用於治療中度至重度的氣喘，包括美國、歐盟、英國、澳洲及紐西蘭。然而，由於要價不菲，仍有不少人難以取得。（按：台灣亦批准使用，為健保給付藥物。）

除此之外，杜匹魯單抗〔品名為為「杜避炎」（Dupixent）〕也是個令人眼睛一亮的藥物。這種注射藥物可透過阻擋兩種訊號傳導蛋白，介白素-4以及介白素-13，來減緩過敏性發炎。這些介白素會增強過敏反應，並使已經很脆弱的皮膚屏障更加殘缺，而使濕疹惡化。杜匹魯單抗能夠在常規治療無效的患者身上顯著降低濕疹的嚴重度。[5]在白人、亞洲人、以及黑人和美洲人等族裔都相同有效，[6]已有超過六十個國家核准使用，包括美國、歐洲、英國、澳洲、紐西蘭、日本及中國（按：台灣亦已核准）。它也被核准於治療嚴重的氣喘。對於同時患有濕疹及食物過敏的病患，目前有試驗正在進行中，以評估其益處。

放眼未來，我們不僅僅是在症狀出現時才治療，更能夠

5 E. L. Simpson et al. (2016), 'Two Phase 3 Trials of Dupilumab versus Placebo in Atopic Dermatitis', *The New England Journal of Medicine*, 375 (24), pp.2335–48

6 A. F. Alexis et al. (2019), 'Efficacy of Dupilumab in Different Racial Subgroups of Adults With Moderate-to-Severe Atopic Dermatitis in Three Randomized, Placebo-Controlled Phase 3 Trials', *Journal of Drugs in Dermatology*, 18 (8), pp.804–13

使用如杜匹魯單抗的強力藥物來治療過敏的根源。在這條路上，已經開始做出大幅的躍進。與此同時，我們也更加了解如何預防過敏疾病。新劑型的腎上腺素或許也不遠了，包含用於治療過敏性休克的鼻噴式腎上腺素。

我知道，很多人與過敏纏鬥數月甚至好幾年，都沒有得到專科醫師協助。我非常清楚，患有食物過敏的人必須找到方法來面對始終存在的風險。我希望，這本書能夠讓所有的過敏患者都獲得知識、自信以及對策，而能夠將自身健康掌控得更好。我有個遠大的抱負：我想讓全世界的過敏病人都意識到，並不需要過著痛苦的生活，而且有許多新式的療法存在。我期盼這本書能夠賦予你以及你所愛的人一段圓滿、快樂而健康的人生。

無論是患者、家屬、醫師、還是過敏學家，大家都期望自己能夠更加了解過敏。這本書則是此過程中的一段微小篇章。

附錄一：
避開各個食物過敏原

　　無論是你自己還是認識的人患有食物過敏，這篇附錄包含一些關於常見過敏性食物的基本資訊。這份清單以英文字母序排列，雖然無法徹底詳盡，但已涵蓋大多常見的潛藏危機。如果你還沒有在每次購買食品之前都閱讀標籤，一定要盡快養成這個習慣。

　　至少要記住：如果你對於食品成分沒有把握，就不要吃。

Celery 西洋芹

- 如果對西洋芹過敏，也要避開根芹菜（celeriac），兩者含有相似的過敏原。
- 西洋芹的莖、葉、以及種子（會用來製作芹鹽）都可食用，在沙拉、湯品和燉肉中都可能會出現。濃湯塊和混合香料粉也可能會含有西洋芹。以酵母製作的馬麥醬（marmite）含有天然的西洋芹味，但其他酵母萃取物可能就沒有。番茄醬也可能含有西洋芹。有時候麵糊和醃火腿也會添加西洋芹。

- 其他考量：烹煮西洋芹並不能讓它較難誘發過敏，但是在番茄醬和其他食物中的少量西洋芹可能是安全的。

Cow's milk 牛奶

- 主要的過敏性蛋白質：α-乳球蛋白（α-lactoglobulin）、β-乳球蛋白（β-lactoglobulin）、乳鐵蛋白（lactoferrin）和酪蛋白（casein）。[1]如果對 α-乳球蛋白或 β-乳球蛋白過敏，很有可能長大後便不再過敏，但如果對象是酪蛋白，就比較不太可能。
- 在食物中的名字：酪蛋白或酪蛋白鹽、凝乳、酥油、水解蛋白、乳白蛋白、磷酸乳白蛋白、蛋白粉、凝乳酶、乳清。不過，在歐盟和英國，通常這些食品會以粗體或括號標記「牛奶」字樣。
- 會引發交互反應的其他種動物奶：綿羊、水牛和山羊的奶都與牛奶含有相似的蛋白質，皆有可能會誘發牛奶蛋白過敏患者的反應。
- 其他考量：酪乳和優格經常用在肉類料理中作為醃

---

1 L. Jaiswal and W. Mulumebet (2021), ‘Recent perspective on cow's milk allergy and dairy nutrition’, *Critical Reviews in Food Science and Nutrition*, doi.org/10.1080/10408398.2021.1915241

醬。乳製品時常藏在香腸、熱狗和午餐肉裡面。青醬含有起司。「全素」不一定直接等同不含乳製品，因為仍有交叉污染的風險。在熟食店要特別留意，他們可能會用同一台機器來切起司和肉片。高蛋白飲通常含有牛奶蛋白，因此要仔細檢查成分。黑巧克力也可能有問題，因為牛奶巧克力也時常由同一條產線製造，交叉污染的風險很高。在購買黑巧克力的產品之前，要聯絡製造商確認沒有交叉污染的風險。電影院裡的爆米花也可能出問題，因為含有奶油的爆米花可以輕易交叉污染其他不含奶油者。

Fish 魚

• 主要的過敏性蛋白質：對魚類的過敏反應通常是由一種稱為小白蛋白（parvalbumin）的蛋白質所致。由於在很多種魚類中都可找到這種蛋白質，由多種不同類型的魚類交互引發過敏相當常見。小白蛋白並不會在烹飪過程中被破壞，因此生魚和熟魚都會引起過敏反應。小白蛋白也可以被汽化，[2] 這就是為什麼，有些

2　A. Dahlman-Höglund, A. Renström, F. Acevedo and E. Andersson (2013), 'Exposure to parvalbumin allergen and aerosols among herring processing workers', *Annals of Occupational Hygiene*, 57 (8), pp.1020–29

對魚類過敏的患者即使沒有把魚吃下，光是身處有人烹煮魚肉的環境就可能引起反應。

- 許多對魚類過敏的兒童約莫到青春期便出現耐受性，能夠食用魚類。大多數對魚類過敏的兒童能夠攝取鮪魚和劍旗魚（因為其中的小白蛋白含量非常低），因此可以作為其他魚類的安全替代品，以維持均衡飲食。

- 其他考量：鯷魚特別難以迴避，在下列食品中都要檢查有無鯷魚：（1）凱薩沙拉及凱薩醬、（2）羊肉料理，鯷魚可能會作為嫩化劑、（3）披薩及義大利麵、（4）伍斯特醬，以及任何以伍斯特醬作為原料的烤肉醬。魚露更不用說，在東亞料理中廣泛使用，也會拿來調味泡菜。海鮮棒（有時稱蟹肉棒）通常是由白身魚作成的。魚類也可能是嬰兒副食品和維他命的成分，還有些食物會添加魚油。不過，如果選擇標榜素食的食品，就不會含有魚類。

如果對魚類過敏，也很可能對海鮮貝類與甲殼類海鮮過敏嗎？

對魚類（比如鱈魚和鯷魚）過敏經常與對貝類與甲殼類海鮮過敏相提並論，但這是兩種不同的過

敏。然而，仍要注意避免交互接觸——比方說，從售有魚類的店家購物時。

Hen's egg 雞蛋

- 主要的過敏性蛋白質：類卵黏蛋白（ovomucoid）、卵白蛋白（ovalbumin）、伴卵白蛋白（conalbumin）和溶菌酶（lysozyme）。對蛋清和類卵黏蛋白過敏的個體在長大後擺脫雞蛋過敏的可能性較其他人低。[3]

- 在食物中的名字：（雞）蛋粉、雞蛋蛋白質：包括白蛋白（蛋清）、卵白蛋白（一種蛋清含有的蛋白質）、球蛋白、卵球蛋白、蛋黃球蛋白、卵黏蛋白、卵黃蛋白和卵黃磷蛋白。

- 與其他食物引發交互反應：鵪鶉蛋、鴨蛋、還有鵝蛋都有可能，應當避免。

- 其他考量：雞蛋的使用非常廣泛，在許多意想不到的地方都會出現。蛋類很常作為各種東西的黏著原料，從替魚肉或雞肉裏上麵包屑，到協助肉丸塑形。要小心蝦餅還有海鮮／蟹肉棒（參見前一項「魚」的相關

---

3 K. M. Jarvinen, K. Beyer, L. Vila et al. (2007), 'Specificity of IgE antibodies to sequential epitopes of hen's egg ovomucoid as a marker for persistence of egg allergy', *Allergy*, 62 (7) pp.758–65

敘述）也含有蛋，通常作為木薯澱粉的黏著劑。有些義大利硬起司含有溶菌酶，比如帕達諾乾酪。義大利麵也可能會以蛋類製成。大多數甜點都含有雞蛋，蛋白霜、冰淇淋、糖果和巧克力都要檢查。「全素」不一定代表完全不含雞蛋，因為有交叉污染的風險，所以一定要聯繫食品公司確認。遠離那些帶著光澤的食物：麵包卷、派還有餡餅可能在你家附近麵包店的櫥窗裡看起來令人難以抗拒，但廚師很可能用上了以雞蛋製成的刷液（glaze），才讓這些食物有閃閃發亮的外觀。

Lupin beans 羽扇豆

- 羽扇豆和花生一樣屬於豆科，能磨成粉。在某些案例中，已知對豆科植物過敏的人第一次吃下羽扇豆就會出現反應。研究顯示，患有花生過敏的人會有較高機率也對羽扇豆過敏，但即使如此，這類過敏還是相當少見。因此，如果你對花生過敏，並且有所疑慮，可以請家庭醫師將你轉診進行過敏檢測。然而，我的許多病人都理所當然用最謹慎的態度閱讀食品標示，然後寧可直接避開羽扇豆。
- 需注意的食物：羽扇豆可能會出現在義大利麵、可麗

餅和麵條、肉製品如漢堡和香腸、以及烘焙食物如麵包和捲餅當中。羽扇豆可以讓這些食品有黃色的「天然」外觀，並且經常被添加在不含麩質和大豆的食品中。

Mustard 芥末

- 芥末是個相當難以避開的過敏原，除了我們會在超市架子上看到的黃色罐裝醬料以外，它還有更廣的使用範圍。芥菜的每一個部分都可能會讓對芥末過敏的人產生反應。

- 需注意的食物：芥末籽和芥子油經常被用在印度料理中，包含咖哩。芥末籽、芥末花、發芽的芥末籽以及芥菜苗可能會出現在沙拉和三明治裡。除此之外，美乃滋、烤肉醬、滷汁以及加工後的肉品都有可能出現芥末。

Peanut 花生

- 雖然字面上看不出來（按：英文的 nut 是堅果而非豆類之意，中文的花生又名「土豆」，因此較無相關困擾），但花生是一種豆類，又稱為落花生。豆科包含生長在豆莢裡頭的許多食物，包括花生、豌豆、鷹嘴豆、扁豆、羽扇豆、大豆和四季豆。

- 主要的過敏性蛋白質：在花生裡有十三種蛋白質被認為會引發反應，稱為 Ara h 1 至 13。據估計，超過95％的花生過敏患者對 Ara h 1、2 或 3 的至少其中一種敏化。[4]Ara h 2 是主要的花生過敏原之一，對其敏化與過敏性休克有關；如有必要，過敏專科醫師可以確認病人是是對哪一種特定的花生蛋白質過敏。[5]

- 需注意的食物：糖果、蛋糕和蔬食產品最有可能含有花生。咖哩、泰式料理、印尼料理、還有其他的亞洲料理風險都很高，因為許多都含有花生，而且如果食物很辣，可能不容易發現。要小心沙嗲醬，它是用花生做的（按：沙茶醬也有花生）。

- 其他考量：未提煉的花生油，或稱為初榨油，可能依然含有過敏性花生蛋白質，因此如果患有花生過敏，仍應避免。這在東南亞食物中經常使用。精煉後的花生油則基本上被認為對大多數的花生過敏患者是安全

4　H. Chassaigne, I. V. Nørgaard, A. J. Hengel (2007), 'Proteomics-based approach to detect and identify major allergens in processed peanuts by capillary LC-Q-TOF (MS/MS)', *Journal of Agricultural and Food Chemistry*, 55 (11), pp.4461–73

5　O. Hemmings, G. Du Toit, S. Radulovic et al. (2020), 'Ara h 2 is the dominant peanut allergen despite similarities with Ara h 6', *Journal of Allergy and Clinical Immunology*, 146 (3), pp.621–30

的，因為大多數（如果不是全部）的蛋白質都已經在製造過程中被移除。儘管如此，還是要先和醫師討論。另外值得注意的是，有些速食連鎖店，如「五個傢伙」（Five Guys）和美國的「福來雞」（Chick-fil-A）使用精煉花生油來油炸。

Sesame 芝麻

- 這是一種開花植物，種子可食。

- 在食物中的名字：胡麻、胡麻籽、麻油、香油、芝麻酚。〔英文的稱呼有：benne、benne seed、benniseed、gingelly、gingelly oil、sesamol、sesamolina、sesamum indicum（學名）、sim sim（東非對芝麻的稱呼）、tahini（中東芝麻醬）〕

- 有些過敏患者可以食用整粒芝麻籽，而只對碾碎的種籽有反應。但如果你對芝麻過敏，大多數過敏專科醫師都會建議你徹底避開。

- 含有芝麻的食物：芝麻籽和芝麻油在東亞和中東料理中使用廣泛，可能會在意料不到的地方出現——舉例而言，肉乾。芝麻油是芝麻籽經冷壓後製成的，意味著它還保留著讓人過敏的特性，因此一定要避免。要尤其小心沙拉醬。可能含有芝麻的食物包括餅乾、麵

包、漢堡包、沙拉、穀物棒、鷹嘴豆泥（裡面含有一種磨碎的芝麻糊，為中東芝麻醬）、鷹嘴豆球、還有飯以及湯麵。

- 其他考量：要認真看待「可能含有」芝麻的警告。這是一種很難控制的過敏原，因為它很小，又很容易「黏」，所以很可能沾在東西的表面。

- （按：芝麻油在台灣有「胡麻油」、「黑麻油」、「白麻油」、「香油」等，香油為麻油混合花生油等油類的混合油；麻醬也是芝麻所製。）

Shellfish 貝類與甲殼類海鮮

- 主要的過敏性蛋白質：原肌凝蛋白（tropomyosin）——這種蛋白在塵蟎身上也有，不過還有很多其他的蛋白質會引起貝類與甲殼類海鮮過敏。

- 貝類與甲殼類海鮮可以分為甲殼類和軟體動物。甲殼類包括螃蟹、螯蝦、龍蝦以及對蝦。軟體動物包括：

  1. 雙殼綱：貽貝、牡蠣、扇貝、蛤蜊
  2. 腹足綱：帽貝、玉黍螺、蝸牛
  3. 頭足綱：魷魚、烏賊、章魚

- 與其他食物引發交互反應：如果對其中一種貝類與甲

殼類海鮮過敏，就很有可能也會對其他同類的貝類與甲殼類海鮮過敏——比如蝦子和螃蟹（都是甲殼類）——但可能其他類別的貝類與甲殼類海鮮就沒問題。不過，如果要確定，還是需要過敏檢驗。

- 其他考量：要小心魚類料理，因為貝類與甲殼類海鮮可能會用來製作醬料和湯頭，有一種在英國稱為「斯坎皮」（scampi）的油炸食物是以某種龍蝦製成的。蠔油的基底是蒸煮後的牡蠣，經常用在中式料理中，很可能添加在炒麵和炒肉裡面。魚露也可能是由貝類與甲殼類海鮮製成的。要小心墨魚汁，可能會用於將燉飯、義大利麵或其他食物染成深黑色。

如果我對魚類或海鮮貝類與甲殼類海鮮過敏，可以服用營養補充品嗎？

葡萄糖胺（Glucosamine）是常見的營養補充品，能保養關節健康，它是由某種貝類與甲殼類海鮮的外殼製成的，所以應當避免。魚油也是心臟和關節的熱門保健食品，雖然一般認為魚油的純化過程已讓過敏風險降低，但還是該在嘗試魚油補充品之前與醫師確認。

Soya 大豆

- 豆製品是由豆科的大豆植物製成的。

- 在食物中的名字：豆腐、毛豆、水解植物蛋白、味噌、黃豆、大豆蛋白分離物、大豆蛋白／大豆蛋白產品、大豆白蛋白、大豆粉、豆漿、天貝、紋理植物蛋白。（英文的稱呼有：bean curd、edamame beans、hydrolyzed vegetable protein〔HVP〕、miso、soy / soya、soya-protein isolate、soya protein / soya-protein products、soya albumin、soya bean、soya flour、soya milk、tempeh、textured vegetable protein〔TVP〕、tofu）

- 含有大豆的食物：大豆可以磨粉，然後添加在麵包、蛋糕、義大利麵和早餐麥片當中。

- 健身飲品經常含有豆漿。

- 其他考量：以植物為主的飲食愈來愈流行，意味著許多人需要代替肉類或魚類的蛋白質來源，因此含豆類食品的市場正蓬勃發展。大豆可以做成肉末、漢堡肉和香腸，也能替代乳製品用在優格和甜點中。此外，也會作為素食、蔬食以及葷食食品間的銜接。大豆是亞洲料理的重要支柱，無論是如豆腐的發酵形態，抑或是如味噌和天貝（按：Tempeh，一種印尼發酵食品）的未發酵形態。

大豆卵磷脂（E322）

作為添加物的大豆卵磷脂幾乎完全沒有大豆蛋白質，含量低到現有的偵測方式都無法測量。因此，大多數過敏專科醫師並不會建議對大豆過敏的病人避開含有大豆卵磷脂的食品。

Tree nuts 堅果

• 這裡指的是生長在樹上的堅果，包括杏仁、巴西堅果、腰果、開心果、榛果、夏威夷豆、美國山核桃和核桃。

• 松果和椰子並不包含在內，肉豆蔻也不算。

• 與其他食物引發交互反應：已患有花生過敏的人發生堅果過敏的機率高達40％，這是因為兩種食物都含有相似的蛋白質。對腰果過敏的人通常會（但不一定）對開心果過敏，而對核桃過敏的人鐵定會對美國山核桃過敏。

• 含有堅果的食物：糖果、蛋糕、巧克力和冰淇淋都有很高的機率含有堅果，無論是作為原料或者是殘存微量。印度、遠東及中東料理都廣泛使用堅果。我常看到青醬害到了許多病人——腰果常在裡頭作為松果的便宜替代品。

- 其他考量：如果你已經吃過某些堅果並且沒有出現症狀，但對其他種不太確定，那麼要繼續經常吃那些你能夠耐受的堅果，以預防過敏出現。

Wheat 小麥

- 主要的過敏性蛋白質：白蛋白、球蛋白、膠質蛋白（gliadins）和麩質素（glutenins）。
- 應注意的食物：小麥是非常多種食物的重要原料，包括麵包、義大利麵、早餐麥片、蛋糕、鬆餅和披薩，也會用來製作麵糊，並且經常在簡便食品中出現，比如即食快餐、湯包、醬料和罐頭食品（一項常見的例子是焗豆中會添加的玉米粉），還有在加工肉類中以水解小麥蛋白的形態出現。我也曾見過病人被香腸裡的麵包乾害到──通常也是小麥所製。
- 其他考量：不含麩質並不等於不含小麥。不含麩質的食物對於小麥過敏患者**並不**安全。
- 標榜不含麩質的食品對於乳糜瀉患者是安全的。這是一種自體免疫疾病，患者會對麩質反應。麩質是穀物中的一種蛋白質，包括小麥、黑麥和古麥都含有麩質。
- 在小麥依賴型運動誘發過敏性休克患者身上，針對 ω-5-麥膠蛋白（omega-5 gliadin）的IgE濃度會上升。

附錄二：
該向醫師請教的問題

看診前值得多作功課，但若是對健康狀況感到焦慮不安，或是迫切地想尋求答案，這個過程可能會有點困難。這裡提供一些有用的問題，協助你保持冷靜與集中。無論是因懷疑患有過敏而首次去看醫生，或是在後續的追蹤回診，都能派得上用場。

在家庭醫師的診間

去看診以前，花幾分鐘思考一下你想解決的事件是什麼。把你的疑慮放在最前頭：不要在看診的最後才提起某件超級重要的事情。簡短列出主要的問題以及令人困擾的症狀（包括對生活品質的影響）。

你也應該詢問醫師：

- 我的治療計畫是什麼？
- 我現在就可以預約回診嗎？
- 如果我的症狀沒有改善，或是變得更糟，我該怎麼辦？

如果醫師指示要做任何血液檢測，詢問可以如何取得結果的複本，以留作自我記錄。若被轉介至專科門診，詢問家庭醫師在轉診信裡寫了什麼，如此你就能確認裡面確實盡可能詳細包含了所有要點——跟醫師要一份複本，並仔細閱讀。

為了檢測準確，大多數過敏專科會要求在四天前停止使用抗組織胺。然而，其他的藥物，比如鼻噴式類固醇或是氣喘用吸入器，則不應停用。

此外也要詢問醫師，要等待多久才能看到專科醫師。

準備線上看診的撇步

要及早準備線上看診，就像實體看診一樣。

1. 過敏專科醫師是否有請你事先填寫任何問卷？
2. 尋找安靜的地點——不要在開車時或是在嘈雜的公共場所進行看診。
3. 將現有的處方藥清單備在手邊。
4. 若家中有幼兒，盡可能安排托育，以便專注與醫師對話而不會受干擾。
5. 若先前曾接受過敏專科醫師的評估，將細節準備好（或許可以事先以電子郵件寄送）。任何的檢測結果也是如此。

6.若病患是幼兒，並不需要在整個看診過程中都讓他們出現在螢幕裡。

前往過敏專科門診

若以前去過醫院看診，並且具有出院病歷摘要，就帶著一份複本。也要攜帶家庭醫師可能做過的過敏檢測結果（若有）還有處方藥的清單，或是直接把該藥物帶著。

離開前該知道的事

第一次看診時，可能會覺得資訊多到讓人不知所措，特別是患有食物過敏、鼻炎以及氣喘時。所以，要詢問專科醫師哪裡能夠得到更多資訊：「請問您有任何的手冊、網站、或是您可以介紹的本地互助協會嗎？」你會需要可靠的資源，讓你可以帶回家，有空時閱讀。

確認你清楚了解回診的時間與對象。在我的醫院裡，除了請病人找醫師回診，我們也經常會將病人轉介給護理師以及營養師，以作後續支援。

詞彙表

以下列出縮寫及常見的術語。

AAI：腎上腺素自動注射器（Adrenaline autoinjector）的縮寫。

AIT：免疫療法（Allergen immunotherapy）的縮寫。這種療法可以改變免疫系統對過敏原的反應方式，從而使過敏停止；因此也稱為減敏（desensitization）。

Allergen：過敏原。會引發過敏反應的無害物質，如花粉或花生。

Allergy：過敏。免疫系統對一種對大多數人通常無害的物質產生反應的現象。

Anaphylaxis：過敏性休克。一種發作迅速且嚴重的過敏反應，會導致呼吸困難或低血壓；第一線的治療方式永遠是腎上腺素。

Asthma：氣喘，又稱哮喘。一種常見疾病，指的是下呼吸道發炎而緊縮，使肺部的空氣進出受阻；常見的症狀包括喘鳴、呼吸急促、呼吸困難、胸悶及咳嗽（尤其在夜間）；常見的誘發因子包括過敏、感冒病毒、運動以及吸菸。

Atopy：異位性。一種易於發展出過敏性疾病的基因體質，使得過敏系統更傾向對常見的過敏原製造IgE抗體。常見的異位性疾病包含氣喘、鼻炎及濕疹。

BSACI：英國過敏與臨床免疫學會（British Society of Allergy and Clinical Immunology）的縮寫。

CMPA：牛奶蛋白過敏（Cow's milk protein allergy）的縮寫。

Drug challenge：藥物挑戰。在過敏專科醫師的監督下，將逐漸增量的某種藥物給予某人的過程；在藥物過敏中使用率非常高。

EAACI：歐洲過敏及臨床免疫學會（European Academy of Allergy and Clinical Immunology）的縮寫。

Eczema：濕疹。一群皮膚發炎的疾病統稱，會使皮膚發紅、發癢，並更易受感染和脫水；在棕色或黑色皮膚的人種身上，灰色或紫褐色的色素沉澱較紅疹更常見。

EoE：嗜伊紅性食道炎（Eosinophilic oesophagitis）的縮寫。食道發炎，造成吞嚥困難與食物哽塞，是一種由稱為嗜酸性球的白血球堆積而引發的免疫疾病。

Food challenge：食物挑戰。在醫療監督下，將逐漸增量的某種食物餵予某人的過程；過敏專科醫師經常使用這種作法來判定病患是否對某種食物過敏。

Food intolerance：食物不耐症。一個廣義的術語，用以描述並非免疫系統導致的食物反應。危險的情況很罕見。比食物過敏更盛行。不耐症的症狀通常是因為身體未適當地消化食物。

FPIES：食物蛋白誘導性小腸結腸炎綜合症候群（food protein-induced enterocolitis）的縮寫。一種因遲發性食物過敏而引發腸道發炎的嚴重疾病。

HDM：塵蟎（House dust mite）的縮寫。

ICS：吸入型皮質類固醇（Inhaled corticosteroid）的縮寫，用於預防氣喘。

IgE：免疫球蛋白E（Immunoglobulin E）的縮寫，為導致立即性過敏反應的抗體。

IgE-mediated allergy：由IgE抗體調控的過敏。

IgG：免疫球蛋白G（Immunoglobulin G）的縮寫，是血液循環和細胞外液（extra-cellular fluid）裡最常見的抗體；主要保護身體免於病毒、細菌和真菌感染，並不會導致過敏反應或食物不耐症。過敏原免疫療法是否成功與針對過敏原的IgG增加有關。

LTP allergy：脂質轉移蛋白（Lipid transfer protein）過敏。該種蛋白存在於水果、蔬菜、堅果、種子和麥片中，某些過敏患者對其有敏化現象。

Microbiome：微生物體。所有存於微生物群中的基因組成。

Microbiota：微生物群。在特定環境中——以本書內容而言，就是指人體——生存的細菌、病毒與真菌群落。

NHS：英國國民保健制度（National Health Service）縮寫。

Non-IgE-mediated allergy：非IgE調節的過敏；皮膚點刺檢測對這類過敏診斷並無幫助。

NSAID：非類固醇抗發炎藥（Non-steroidal anti-inflammatory drug）的縮寫。是一類止痛藥，包含阿斯匹林、二氯吩與布洛芬。

Pathogen：病原體。會導致疾病的微生物，如細菌、病毒、真菌及寄生蟲。

Rhinitis：鼻炎。鼻腔內部發炎。

Sensitization：敏化。存有對某樣過敏原的IgE抗體；有些（但並非全部）發生敏化的人會接著發展出過敏。

Specific IgE test：特定的IgE檢測。測量血液中標定不同過敏原的IgE抗體，比如針對花粉或食物的IgE；這些檢測能夠幫助（但單只有檢測並無法）診斷過敏。

WBC：白血球（white blood cell）的縮寫，英文又稱為 leukocyte。

延伸閱讀及資源

一般性過敏慈善團體（依國家別）

1. 澳洲：www.allergyfacts.org.au
2. 加拿大：www.allergyfoundation.ca
3. 歐洲：歐洲過敏及臨床免疫學會網站上的此頁面列有各國的病患組織連結：patients.eaaci.org/eaaci-member-patient-organisations/
4. 紐西蘭：www.allergy.org.nz
5. 南非：南非過敏基金會（Allergy Foundation South Africa）為非營利組織，提供患者建議與過敏相關訓練：www.allergyfoundation.co.za/
6. 英國：英國過敏協會（Allergy UK charity）：www.allergyuk.org
7. www.anaphylaxis.org.uk
8. beatanaphylaxis.co.uk
9. 美國：美國氣喘和過敏基金會（Asthma and Allergy Foundation of America, AAFA）：www.aafa.org

過敏性鼻炎與氣喘（慈善團體與專業機構）

1. 歐洲：歐洲過敏與呼吸道疾病聯盟（European Federation of Allergy and Airways Disease）：統籌二十六個歐洲病人組織的非營利組織：www.efanet.org
2. 歐洲過敏與呼吸道疾病研究與教育論壇（European Forum for Research and Education in Allergy and Airway diseases）為非營利組織，有一個提供患者資訊的網站：www.euforea.eu/patient-platform
3. 義大利：氣喘與過敏同盟（Federation of Asthma and Allergy）為病患組織：www.feder-asmaeallergie.org
4. 挪威：挪威氣喘與過敏基金會（Norwegian Asthma and Allergy Foundation）為醫療保健與活動基金會，提供國家花粉警報：www.naaf.no
5. 英國：英國氣喘（Asthma UK）：asthma.org.uk
6. 美國：過敏與氣喘聯網（Allergy and Asthma Network）：allergyasthmanetwork.org/

濕疹與食物過敏（慈善團體與專業機構）

1. 加拿大：加拿大食物過敏（Food Allergy Canada）為非營利組織：www.foodallergy-canada.ca
2. 義大利：www.foodallergyitalia.org
3. 荷蘭：食物過敏基金會（Food Allergy Foundation）：www.voedselallergie.nl/
4. 葡萄牙：www.alimenta.pt
5. 英國：過敏性休克運動（Anaphylaxis Campaign）為英國慈善團體：ww.anaphylaxis.org.uk
6. 食物標準署（Food Standards Agency）提供英國的食物標示法律：www.food.gov.uk/safety-hygiene/food-allergy-and-intolerance
7. 娜塔莎過敏研究基金會（Natasha Allergy Research Foundation）為娜塔莎・艾德南－拉佩盧的家屬所成立的英國慈善團體：www.narf.org.uk
8. 國家濕疹協會（National Eczema Society）為英國慈善團體：www.eczema.org
9. 美國：www.eczema.com
10. 食物過敏研究與教育（Food Allergy Research and Education）為美國慈善團體：www.foodallergy.org
11. 美國食品藥物管理署（US Food and Drug Administration）：www.fda.gov

食物過敏翻譯字卡

1. 過敏行動（Allergy Action）提供食物過敏翻譯字卡：www.allergyaction.org
2. 平等進食（Equal Eats）提供食物過敏翻譯字卡：www.allergytranslation.com

腎上腺素自動注射器製造商

1. Auvi-Q：auvi-q.com
2. Emerade：www.emerade.com
3. Epipen（艾筆）：www.epipen.co.uk
4. Jext：www.jext.co.uk

斷奶

1. 英國過敏與臨床免疫學會（British Society for Allergy and Clinical Immunology）提供的早期餵食指南：www.bsaci.org/professional-resources/resources/early-feeding-guidelines/

Podcasts

1. 《來自過敏界的對話》（Conversations from the World of Allergy），由美國過敏氣喘與免疫學會（AAAAI）提供：www.aaaai.org/ Professional-Education/Podcasts
2. 《醫師的廚房》（The Doctor's Kitchen），由露比・歐杰拉醫師（Dr Rupy Aujla）談論常見的身體與心靈健康議題，包含過敏：www.thedoctorskitchen.com/podcasts
3. 《癢》（The Itch），由佩葉・古波塔醫師（Dr Payel Gupta）以及一位患有多種食物過敏、氣喘與濕疹的女孩寇妮・鄺興（Kortney Kwong Hing）主持：www.itchpodcast.com
4. 傑森・K・李（Jason K. Lee）為過敏學家與免疫學家：www.soundcloud.com/jason-k-lee-364925682

過敏專業機構（依國家別）

1. 紐澳：澳大拉西亞臨床免疫與過敏協會（Australasian Society of Clinical Immunology and Allergy）為過敏學家與臨床免疫學家組成的專業團體：www.allergy.org.au
2. 巴西：巴西氣喘與過敏協會（Brazilian Association of Asthma and Allergy）為專業機構：www.asbai.org.br
3. 歐洲：歐洲過敏及臨床免疫學會（European Academy of Allergy & Clinical Immunology, EAACI）是由醫師、研究者與醫療專業夥伴組成的非營利組織，致力於改善過敏患者的健康：www.eaaci.org
4. 印度：印度過敏、氣喘與應用免疫學學院（Indian College of Allergy, Asthma & Applied Immunology）：icaai.net/

5. 巴基斯坦：氣喘與免疫協會（Asthma and Immunology Society）為專業機構：www.allergypaais.org

6. 沙烏地阿拉伯：沙烏地阿拉伯過敏與氣喘協會（Saudi Arabian Allergy and Asthma Society）為專業機構：www.saais.org.sa/en

7. 英國：英國過敏與臨床免疫學會（British Society for Allergy & Clinical Immunology）為國立專業學術學會：www.bsaci.org

8. 美國：美國過敏氣喘與免疫學會（American Academy of Allergy, Asthma & Immunology）為專業醫療組織：www.aaaai.org

COVID-19 與疫苗

1. 紐澳：澳大拉西亞臨床免疫與過敏學會的COVID-19接種常見問答集：www.allergy.org.au/ patients/ascia-COVID-19-vaccination-faq

2. 英國：過敏性休克運動的COVID-19建議：www.anaphylaxis.org.uk/ COVID-19-advice/pfizer-COVID-19-vaccine-and-allergies/

3. 英國政府綠皮書裡關於疫苗與接種程序的資訊，包含COVID-19 疫苗：www.gov.uk/ government/collections/immunisation-against-infectious-disease-the-green-book

4. 美國：美國過敏氣喘與免疫學院（American College of Allergy, Asthma & Immunology）COVID-19疫苗常見問答集：www.acaai.org/news/frequently-asked-patient-questions-about-the-COVID-19-vaccine/

5. 約翰霍普金斯大學（Johns Hopkins University）全球COVID-19數據公開追蹤器：coronavirus.jhu.edu/map.html

致謝

我「一直」都知道我想成為醫師。當我還是孩子時，父親很讓我做自己，我們會一起花上好幾個小時待在書店裡，我一一鑽研醫學書籍，而他耐心等著。他在2019年一月去世了，我真希望他有機會知道，他的女兒有朝一日寫了一本書，而且很可能就在那間他帶我去過的書店裡買得到。在我追尋醫學夢的路上，他一直與我相伴，再多言語都不足以表達我的感謝。我也要感謝我的母親，她一直都相信我、陪在我身邊。儘管與中後期的帕金森氏症奮鬥著，她依然在我撰寫本書時盡可能以各種方式支持著我。我受到母親與父親的幫助都太多了。

我要公開向我母親的照顧者致謝：安娜、阿曼達、瑪姬、莎拉與謝莉卡，她們將母親照顧得無微不至，而使我能夠專心寫作；我也要感謝我的家人（尤其是伊斯邁以及穆尼・普皮）在整個過程中始終陪著我。我也向我的義大利「家人」致意，在我寫作時讓我沉浸在橄欖油與愛中。一千次感謝，琪雅拉。這是一段旅程，而你一直是我的旅伴。

我想要向我的諸多醫學與營養學同事表達謝意，包含在英國以及國外的：札那・阿卜杜拉赫曼博士（Dr Zainab

Abdurrahman）、梅傑・阿里博士（Dr Mayjay Ali）、瓊安娜・巴爾博士（Dr Joanna Ball）、巴奇・貝吉維利博士（Dr Bachi Begishvili）、戴夫・克里斯提博士（Dr Dave Christie）、琳達・戴可博士（Dr Linda Dykes）、克勞蒂亞・果雷博士（Dr Claudia Gore）、尼可拉・杰博士（Dr Nicola Jay）、海基・強納森博士（Dr Helgi Johannsson）、麗茲・萊斯東教授（Lightstone）、安娜・馬基斯博士（Dr Anna Marquiss）、茱利亞・馬約特女士（Mrs Julia Marriott）、弗洛林-丹・波佩斯教授（Professor Florin-Dan Popesc）、凱特・普萊爾博士（Dr Kate Prior）、布萊恩・施羅爾博士、伊莎貝・斯凱帕拉博士（Dr Isabel Skypala）、保羅・透納博士、卡莉娜・凡特博士（Dr Carina Venter）以及約翰・懷納博士（Dr John Weiner）皆在在我撰寫本書時以某種方式激勵了我或支持著我。我特別要感謝我在聖瑪莉醫院的同事，西西莉雅・特里格醫師（Cecilia Trigg）以及譚雅・瑞特女士，她們對於食物過敏的熱情極具傳染力；我還要感謝蓋伊與聖托馬斯（Guy's and St Thomas's）伊芙莉娜倫敦兒童醫院（Evelina London Children's Hospital）的海倫・布勞醫師給予我在預防過敏、遲發性牛奶蛋白過敏以及治療濕疹方面的建議；以及俄亥俄州全國兒童醫院的戴夫・史圖克斯（Dave Stukus）教授與我分享他難能可貴的兒科

過敏常識。最後，我一定要向列斯特（Leicester）格蘭菲爾醫院（Glenfield Hospital）的強納生・班尼特（Jonathan Bennett）教授致意，儘管在對抗COVID-19的前線奮戰，依然抽空作為我的徵詢對象，在時間、建議以及慷慨之情等方面都極為大方。每一位我在這裡提及的人員都是非常棒的臨床醫師，我十分有幸認識你們所有人。

當然，寫書不可能沒有團隊支援。我的經紀人詹米・馬歇爾（Jaime Marshall）從頭到尾都非常出色。詹米，我能遇到你真是天大的幸運，「謝謝」永遠不是個份量足夠的詞。我也想要感謝我的編輯們，莉迪亞・雅蒂（Lydia Yadi）以及蘇珊娜・班尼特（Susannah Bennett），還有企鵝蘭登書屋（Penguin Random House）的團隊，讓我有機會撰寫這本書，並將我介紹給傑出的特約編輯凱特・基奧（Kat Keogh），與她共事非常愉快。

整本書裡有許多個案分享。我要謝謝所有允許我分享他們故事的病人——尤其是凱特與她女兒艾蜜莉，容許我分享如此私人的過敏性休克經歷。

我最終要感謝我的病人以及推特上的追蹤者（尤其是Dan Barker、Wendy Russell Barter、Simon Lane、Justin Stach以及Geoff White）。是你們的問題、回應以及訊息，讓我成為了現今的這名過敏專科醫師。

你們會，而且是一直會，繼續啟發我。

國家圖書館出版品預行編目（CIP）資料

過敏生活指南：過敏的你也能清爽正常生活／蘇菲‧
法魯克醫師（Dr. Sophie Farooque）著；郭璞譯．
-- 初版 . -- 臺中市：晨星出版有限公司，2023.05
面；　公分 . --（專科一本通；34）
譯自：Understanding Allergy

ISBN 978-626-320-405-8（平裝）

1.CST: 過敏原　2.CST: 過敏性疾病

415.227　　　　　　　　　　　　　112002381

專科一本通 34

過敏生活指南
過敏的你也能清爽正常生活
Understanding Allergy

歡迎掃描 QR CODE，
填線上回函

作者	蘇菲‧法魯克醫師（Dr. Sophie Farooque）
譯者	郭璞
編輯	許宸碩
校對	許宸碩
封面設計	初雨有限公司（ivy_design）
美術設計	黃偵瑜
創辦人	陳銘民
發行所	晨星出版有限公司 407台中市西屯區工業30路1號1樓 TEL：（04）23595820　FAX：（04）23550581 E-mail:service@morningstar.com.tw https://www.morningstar.com.tw 行政院新聞局局版台業字第2500號
法律顧問	陳思成律師
初版	西元2023年05月15日　初版1刷
讀者服務專線	TEL：（02）23672044 /（04）23595819#212
讀者傳真專線	FAX：（02）23635741 /（04）23595493
讀者專用信箱	service@morningstar.com.tw
網路書店	https://www.morningstar.com.tw
郵政劃撥	15060393（知己圖書股份有限公司）
印刷	上好印刷股份有限公司

定價380元
ISBN 978-626-320-405-8

Copyright © Dr Sophie Farooque 2022
First published as UNDERSTANDING ALLERGY in 2022 by Penguin Life,
an imprint of Penguin General. Penguin General is part of the Penguin Random
House group of companies.
This edition is published by arrangement with Penguin Books Limited through
Andrew Nurnberg Associates International Limited.
All rights reserved.